# SUCCHI LA TUA LIBIDO

*Aumentare le prestazioni sessuali in modo naturale attraverso i succhi*

CASSANDRA DE LUCA

# SOMMARIO

<u>Ricette di succhi per aumentare la libido</u>

# introduzione

Caro lettore,

Benvenuto in SUCCHI LA TUA LIBIDO, una guida completa per migliorare le tue prestazioni sessuali e la tua vitalità attraverso il potere dei succhi. In questo libro intraprendiamo un viaggio per esplorare come la generosità della natura in termini di frutta, verdura ed erbe può rivitalizzare la tua libido, aumentare la resistenza e migliorare la salute sessuale generale.

Oggi, molte persone lottano contro lo stress, la stanchezza e le esigenze della vita quotidiana, che possono incidere negativamente sul loro benessere sessuale. Invece di ricorrere a integratori sintetici o trattamenti invasivi, SUCCHI LA TUA LIBIDO offre un approccio olistico per rivitalizzare la tua salute sessuale in modo naturale.

In questo libro scoprirai moltissime informazioni sui benefici dei succhi per le prestazioni sessuali, tra cui:

- Comprendere la connessione tra nutrizione e salute sessuale: scopri come gli alimenti che consumi possono influire sulla tua libido, sui livelli ormonali e sulla funzione sessuale in generale.

- Esplorando la scienza dietro i succhi: approfondisci le proprietà nutrizionali di frutta, verdura ed erbe che possono migliorare il desiderio sessuale, l'eccitazione e le prestazioni.

- Creazione di ricette di succhi deliziose e nutrienti: sblocca il potenziale degli afrodisiaci della natura con una collezione di deliziose miscele di succhi progettate per aumentare la libido, aumentare l'energia e sostenere la vitalità sessuale.

- Incorpora i succhi nel tuo stile di vita: scopri consigli pratici e strategie per incorporare i succhi nella tua routine quotidiana, dalla selezione degli ingredienti migliori alla massimizzazione dei benefici dei tuoi succhi.

- Affrontare i problemi comuni di salute sessuale: ottenere informazioni sui rimedi naturali per la disfunzione erettile, la bassa libido e altri problemi che possono influenzare le prestazioni sessuali, supportati dalla ricerca scientifica e dalla consulenza di esperti.

- Abbracciare un approccio olistico al benessere sessuale: impara come nutrire il tuo corpo, mente e spirito per creare un'esperienza sessuale equilibrata e appagante, sia individualmente che con un partner.

Che tu stia cercando di riaccendere la scintilla nella tua relazione, superare i problemi di salute sessuale o semplicemente ottimizzare il tuo benessere generale, JUICE YOUR LIBIDO ti fornisce gli strumenti e le conoscenze per trasformare la tua salute sessuale in modo naturale.

Ti invito a intraprendere questo viaggio con una mente aperta e la volontà di esplorare il potere di trasformazione dei succhi. Insieme, sveliamo i segreti per una vita sessuale vibrante e appagante, un delizioso sorso alla volta.

Ecco come spremere la tua libido e recuperare la tua vitalità sessuale!

Con cordiali saluti.

Comprendere il potere dei succhi per la salute sessuale

Mantenere una salute sessuale ottimale a volte può sembrare un obiettivo sfuggente. Tuttavia, la soluzione per migliorare il benessere sessuale potrebbe essere più semplice di quanto pensi: i succhi. La spremitura, il processo di estrazione di liquidi da frutta e verdura, ha guadagnato popolarità per i suoi numerosi benefici per la salute, incluso il potenziale per migliorare la salute sessuale. Questa nota completa esplora il potere dei succhi come un modo naturale ed efficace per sostenere la vitalità e il benessere sessuale.

1. Ingredienti ricchi di nutrienti:
I succhi rappresentano un modo comodo ed efficace per consumare un'ampia varietà di nutrienti essenziali per la salute sessuale. Frutta e verdura come spinaci, cavoli, barbabietole, carote, frutti di bosco e agrumi sono ricche fonti di vitamine, minerali, antiossidanti e sostanze fitochimiche che favoriscono la circolazione, l'equilibrio ormonale e il benessere generale.

2. Flusso sanguigno e circolazione:
Un fattore chiave nella funzione sessuale è un adeguato flusso sanguigno nell'area genitale. È stato dimostrato che alcuni frutti e verdure, in particolare quelli ricchi di nitrati come barbabietole e verdure a foglia verde, migliorano il flusso sanguigno e la vasodilatazione, che possono aumentare l'eccitazione e la risposta sessuale.

3. Equilibrio ormonale:
Gli squilibri ormonali, come il testosterone e gli estrogeni, possono avere un impatto sulla libido e sulla funzione sessuale. Succhi con ingredienti come sedano, broccoli e anguria possono aiutare a sostenere l'equilibrio ormonale fornendo nutrienti essenziali e sostanze fitochimiche che regolano la produzione e il metabolismo degli ormoni.

4. Protezione antiossidante:
Lo stress ossidativo causato dai radicali liberi può danneggiare cellule e tessuti in

tutto il corpo, compresi quelli coinvolti nella funzione sessuale. Succhi di frutta e verdura ricchi di antiossidanti, come mirtilli, fragole e verdure a foglia verde, possono aiutare a combattere lo stress ossidativo e proteggere dal declino della salute sessuale legato all'età.

5. Disintossicazione e pulizia:
Tossine e sostanze inquinanti provenienti da fonti ambientali possono accumularsi nel corpo e interferire con la salute sessuale. I succhi con ingredienti disintossicanti come lo zenzero, il limone e il coriandolo possono supportare i naturali processi di disintossicazione del corpo, promuovendo la salute e la vitalità generale.

6. Energia e resistenza:
La fatica e i bassi livelli di energia possono diminuire il desiderio e le prestazioni sessuali. I succhi con ingredienti ricchi di nutrienti forniscono una fonte naturale di energia e resistenza, supportando la

resistenza fisica e la vitalità per esperienze sessuali migliorate.

7. Benessere mentale ed emotivo:
Lo stress, l'ansia e la depressione possono avere un impatto negativo sul desiderio e sulla soddisfazione sessuale. Succhi con ingredienti che migliorano l'umore come banane, avocado e verdure a foglia scura possono aiutare a regolare i neurotrasmettitori e promuovere sentimenti di rilassamento, felicità e connessione emotiva.

8. Idratazione e lubrificazione:
Una corretta idratazione è essenziale per mantenere le mucose sane e la lubrificazione durante l'attività sessuale. I succhi con frutta e verdura idratanti, come cetrioli, angurie e arance, possono supportare i livelli di idratazione e promuovere la lubrificazione naturale per un maggiore comfort e piacere.

9. Salute dell'apparato digerente:
Un sistema digestivo sano è fondamentale per l'assorbimento dei nutrienti e il benessere generale, compresa la salute sessuale. I succhi con ingredienti ricchi di fibre come mele, carote e spinaci possono supportare la salute e la regolarità dell'apparato digerente, riducendo il gonfiore e il disagio che possono interferire con il piacere sessuale.

10. Supporto allo stile di vita:
Oltre ai succhi, l'adozione di un approccio olistico alla salute sessuale che includa esercizio fisico regolare, gestione dello stress, sonno adeguato e relazioni sane è essenziale per il benessere generale. I succhi possono integrare questi fattori legati allo stile di vita fornendo un modo conveniente e divertente per nutrire il corpo e sostenere la vitalità sessuale.

I succhi offrono una strategia naturale ed efficace per migliorare la salute e il benessere sessuale. Incorporando frutta e verdura ricche di nutrienti nella tua dieta quotidiana, puoi supportare la circolazione, l'equilibrio ormonale, i livelli di energia e la vitalità generale per una vita sessuale appagante e soddisfacente. Quindi, brinda ai succhi per la salute sessuale e raccogli i benefici dei potenti elisir della natura.

# Capitolo 1: La scienza dietro la libido e la nutrizione

Esplorando la relazione tra dieta e salute sessuale

Nel mondo di oggi, dove il perseguimento di una salute ottimale abbraccia ogni aspetto della nostra vita, il legame tra alimentazione e salute sessuale sta guadagnando sempre più attenzione. Questa nota approfondisce l'intricata relazione tra dieta e libido, facendo luce sulle basi scientifiche che influenzano la nostra vitalità sessuale.

Comprendere la libido:
Al centro della discussione c'è la libido, spesso definita desiderio o pulsione sessuale. La libido è una complessa interazione di fattori fisiologici, psicologici e sociali che contribuiscono alla nostra eccitazione e motivazione sessuale. Sebbene la libido possa variare notevolmente da

individuo a individuo e possa essere influenzata dall'età, dall'equilibrio ormonale, dai livelli di stress e dalle dinamiche relazionali, ricerche emergenti suggeriscono che la nutrizione gioca un ruolo significativo nel modulare questo aspetto essenziale della sessualità umana.

Alimentazione e salute sessuale:
La nutrizione funge da carburante che alimenta i nostri corpi, influenzando tutto, dai livelli di energia all'equilibrio ormonale. Quando si tratta di salute sessuale, è stato scoperto che alcuni nutrienti hanno un profondo impatto sulla libido, sulla funzione sessuale e sulla soddisfazione sessuale generale.

Nutrienti chiave per la salute sessuale:
1. Acidi grassi Omega-3: presenti nei pesci grassi come il salmone, così come nei semi di lino e nelle noci, gli acidi grassi omega-3 supportano la salute cardiovascolare e la

circolazione, fattori cruciali per raggiungere e mantenere l'eccitazione.

2. Antiossidanti: gli alimenti ricchi di antiossidanti, come frutta, verdura e cioccolato fondente, aiutano a combattere lo stress ossidativo e l'infiammazione, che possono ostacolare il flusso sanguigno e contribuire alla disfunzione erettile o alla diminuzione del desiderio sessuale.

3. Zinco: essenziale per la produzione di testosterone e la salute degli spermatozoi, gli alimenti ricchi di zinco come ostriche, manzo e semi di zucca svolgono un ruolo vitale nel mantenimento di una libido sana e di una funzione sessuale.

4. Vitamine del gruppo B: le vitamine del gruppo B, in particolare B6, B9 (folato) e B12, sono coinvolte nella sintesi dei neurotrasmettitori e nella regolazione ormonale, influenzando l'umore, i livelli di energia e il desiderio sessuale. Le fonti includono verdure a foglia verde, legumi, uova e carni magre.

5. L-arginina: un amminoacido che promuove la vasodilatazione e il flusso sanguigno ai genitali, gli alimenti ricchi di l-arginina come pollame, latticini, noci e semi possono migliorare le prestazioni e la soddisfazione sessuale.

Modelli dietetici e salute sessuale:
Oltre ai singoli nutrienti, modelli alimentari come la dieta mediterranea e la dieta DASH (Dietary Approaches to Stop Hypertension) sono stati associati a un miglioramento della funzione sessuale e della libido. Queste diete enfatizzano cibi integrali, proteine magre, frutta, verdura e grassi sani, limitando al contempo gli alimenti trasformati, lo zucchero e i grassi malsani, sostenendo la salute cardiovascolare e la circolazione generale, una pietra angolare della vitalità sessuale.

Oltre la nutrizione: fattori legati allo stile di vita che influiscono sulla libido:

Sebbene l'alimentazione svolga un ruolo fondamentale nella salute sessuale, è essenziale riconoscere che anche altri fattori legati allo stile di vita, tra cui l'esercizio fisico, la gestione dello stress, la qualità del sonno e le dinamiche relazionali, influenzano la libido e la funzione sessuale. Adottando un approccio olistico alla salute e al benessere, affrontando sia i fattori nutrizionali che quelli legati allo stile di vita, gli individui possono ottimizzare la propria salute e vitalità sessuale, favorendo una vita intima appagante e soddisfacente.

Poiché la nostra comprensione dell'intricata interazione tra nutrizione e salute sessuale continua ad evolversi, fornire agli individui conoscenze e risorse per fare scelte dietetiche informate diventa fondamentale. Dando priorità agli alimenti ricchi di nutrienti, adottando abitudini di vita sane e cercando supporto quando necessario, gli individui possono sfruttare il potere della nutrizione per migliorare la propria libido, rivitalizzare la propria salute sessuale e recuperare una vita intima appagante e soddisfacente.

Nutrienti che alimentano la tua libido

Comprendere l'intricata relazione tra nutrizione e libido è fondamentale per ottimizzare la salute e la vitalità sessuale. Questa nota approfondisce la scienza alla base della libido ed evidenzia i nutrienti chiave che svolgono un ruolo significativo nell'alimentare il desiderio e la funzione sessuale.

La libido, spesso definita desiderio o pulsione sessuale, è una complessa interazione di fattori fisiologici, psicologici e ambientali. Sebbene fattori come lo stress, gli ormoni e le dinamiche relazionali influenzino la libido, anche la nutrizione gioca un ruolo fondamentale nel sostenere la salute e la funzione sessuale.

Il ruolo dei nutrienti nella libido

I nutrienti fungono da elementi costitutivi per vari processi fisiologici nel corpo, compresi quelli legati alla funzione sessuale. È stato dimostrato che alcune vitamine, minerali e altri composti hanno un impatto diretto sulla libido sostenendo la produzione di ormoni, migliorando il flusso sanguigno e promuovendo la salute sessuale generale.

Nutrienti chiave per la libido

1. Zinco: questo minerale svolge un ruolo cruciale nella produzione di testosterone, un ormone essenziale per mantenere il desiderio e la funzione sessuale sia negli uomini che nelle donne. Gli alimenti ricchi di zinco includono ostriche, manzo, semi di zucca e ceci.

2. Vitamina D: Bassi livelli di vitamina D sono stati collegati a una diminuzione della libido e a disfunzioni sessuali. L'esposizione alla luce solare e gli alimenti arricchiti come pesce grasso, uova e latticini arricchiti sono eccellenti fonti di vitamina D.

3. Acidi grassi Omega-3: questi grassi sani supportano la salute cardiovascolare e migliorano il flusso sanguigno, che è essenziale per l'eccitazione e la funzione sessuale. Le fonti di acidi grassi omega-3 includono pesce grasso (salmone, sgombro, sardine), semi di lino, semi di chia e noci.

4. Vitamina C: questa vitamina antiossidante aiuta a migliorare la circolazione sanguigna e sostiene la salute dei vasi sanguigni, che sono fondamentali per l'eccitazione e le prestazioni sessuali. Agrumi, frutti di bosco, kiwi e peperoni sono ottime fonti di vitamina C.

5. Magnesio: il magnesio svolge un ruolo nella funzione dei neurotrasmettitori e nel rilassamento muscolare, entrambi importanti per la funzione sessuale. Gli

alimenti ricchi di magnesio includono verdure a foglia verde, noci, semi, cereali integrali e legumi.

6. L-arginina: questo aminoacido è un precursore dell'ossido nitrico, una molecola che aiuta a rilassare i vasi sanguigni e a migliorare il flusso sanguigno ai genitali, migliorando così l'eccitazione e le prestazioni. Gli alimenti ricchi di L-arginina includono carne rossa, pollame, pesce, latticini e noci.

7. Vitamine del gruppo B: le vitamine del gruppo B, in particolare B6, B9 (folato) e B12, sono coinvolte nella regolazione ormonale e nella sintesi dei neurotrasmettitori, che sono importanti per la salute sessuale. Gli alimenti ricchi di vitamine del gruppo B includono cereali integrali, verdure a foglia verde, legumi, uova e carni magre.

8. Ferro: la carenza di ferro può portare ad affaticamento e diminuzione dei livelli di energia, che possono avere un impatto negativo sulla libido. Carne rossa, pollame,

pesce, fagioli, lenticchie e cereali fortificati sono buone fonti di ferro.

Incorporare alimenti che stimolano la libido nella dieta

Per ottimizzare la libido e la salute sessuale, cerca di incorporare una varietà di cibi ricchi di nutrienti nella tua dieta. Concentrati su cibi integrali come frutta, verdura, proteine magre, cereali integrali, noci, semi e grassi sani. Inoltre, mantenere una dieta equilibrata, rimanere idratati e limitare gli alimenti trasformati e lo zucchero in eccesso può supportare ulteriormente il benessere sessuale.

Comprendendo la scienza alla base della libido e della nutrizione e incorporando nutrienti che stimolano la libido nella tua dieta, puoi sostenere la salute e la vitalità sessuale. Ricorda che le esigenze individuali possono variare, quindi è essenziale ascoltare il tuo corpo e consultare un operatore sanitario per una guida personalizzata. Con un approccio olistico alla nutrizione e allo stile di vita, puoi alimentare la tua libido e ritrovare il tuo benessere sessuale.

## Come i succhi possono migliorare le prestazioni sessuali

Nel perseguimento di una vita sessuale appagante e vibrante, entrano in gioco molti fattori, tra cui lo stile di vita, la mentalità e, sì, l'alimentazione. La relazione tra dieta e salute sessuale è stata un'area di interesse sia per i ricercatori che per gli appassionati di salute, con studi che hanno scoperto le intricate connessioni tra alcuni nutrienti e la libido. Questa nota approfondisce la scienza alla base della libido e della nutrizione, esplorando come i succhi possano svolgere un ruolo nel migliorare le prestazioni sessuali.


Il ruolo della nutrizione nella salute sessuale

La nutrizione svolge un ruolo cruciale nel sostenere la salute e il benessere generale e i suoi effetti si estendono anche alla salute sessuale. È stato scoperto che alcuni nutrienti hanno benefici specifici per la libido e la funzione sessuale, tra cui:

1. Zinco: questo minerale essenziale è coinvolto nella produzione di testosterone, un ormone chiave nella regolazione del desiderio e delle prestazioni sessuali. La carenza di zinco è stata collegata alla diminuzione della libido e alla disfunzione sessuale sia negli uomini che nelle donne.

2. Vitamine C ed E: questi antiossidanti aiutano a proteggere dallo stress ossidativo e dall'infiammazione, che possono avere un

impatto negativo sulla salute sessuale. La vitamina C è coinvolta anche nella sintesi del collagene, che supporta la salute dei vasi sanguigni e la funzione erettile.

3. Acidi grassi omega-3: presenti nel pesce grasso, nei semi di lino e nelle noci, gli acidi grassi omega-3 hanno proprietà antinfiammatorie e possono migliorare il flusso sanguigno, che è essenziale per la funzione erettile e l'eccitazione sessuale.

4. Arginina: questo aminoacido è un precursore dell'ossido nitrico, una molecola che aiuta a rilassare i vasi sanguigni e a migliorare la circolazione. L'aumento dell'assunzione di arginina può migliorare la funzione erettile e la soddisfazione sessuale.

5. Fitonutrienti: presenti nella frutta e nella verdura colorata, i fitonutrienti hanno proprietà antiossidanti e antinfiammatorie che supportano la salute generale e possono

avere un impatto positivo sulla funzione sessuale.

I benefici dei succhi per le prestazioni sessuali

La spremitura, il processo di estrazione del succo da frutta e verdura, offre un modo conveniente ed efficiente per consumare un'ampia varietà di nutrienti che supportano la salute sessuale. Ecco come i succhi possono migliorare le prestazioni sessuali:

1. Densità dei nutrienti: i succhi consentono il consumo di grandi quantità di frutta e verdura in forma concentrata, fornendo una potente dose di vitamine, minerali e fitonutrienti che supportano la salute generale, compresa la funzione sessuale.

2. Idratazione: una corretta idratazione è essenziale per una salute sessuale ottimale, poiché aiuta a mantenere il flusso sanguigno

e la lubrificazione. I succhi forniscono una fonte idratante di liquidi, insieme a elettroliti essenziali che supportano l'idratazione e il benessere generale.

3. Salute dell'apparato digerente: molti frutti e verdure utilizzati nei succhi sono ricchi di fibre, che supportano la salute dell'apparato digerente e possono favorire indirettamente la funzione sessuale promuovendo l'assorbimento dei nutrienti ed eliminando le tossine dal corpo.

4. Proprietà alcalinizzanti: alcuni frutti e verdure, come le verdure a foglia verde e gli agrumi, hanno proprietà alcalinizzanti che aiutano a bilanciare i livelli di pH nel corpo. Un ambiente alcalino può supportare l'equilibrio ormonale e la vitalità generale, che sono fattori importanti per la salute sessuale.

5. Varietà e sapore: i succhi consentono creatività e varietà nella selezione degli

ingredienti, facilitando l'integrazione di una vasta gamma di nutrienti nella dieta.
Inoltre, la dolcezza naturale della frutta può esaltare il sapore dei succhi, rendendoli un'aggiunta deliziosa e piacevole all'alimentazione quotidiana.

Incorporare i succhi in una dieta equilibrata e nutriente può essere un modo semplice ma efficace per sostenere la salute sessuale e migliorare le prestazioni sessuali. Fornendo una fonte concentrata di vitamine, minerali e fitonutrienti, i succhi nutrono il corpo e promuovono la vitalità generale, contribuendo a una vita sessuale appagante e soddisfacente.

Tuttavia, è importante ricordare che, sebbene i succhi possano integrare uno stile di vita sano, non sostituiscono le cure mediche o la consulenza professionale. Come per qualsiasi cambiamento nella dieta, è consigliabile consultare un operatore sanitario o un nutrizionista per assicurarsi che i succhi siano adatti alle esigenze e agli obiettivi individuali. Con scelte alimentari e di stile di vita consapevoli, le persone possono potenziare se stesse per ottimizzare la propria salute sessuale e sperimentare al massimo i piaceri dell'intimità.

# Capitolo 2: Elementi essenziali per la spremitura

Per iniziare: scegliere lo spremiagrumi e gli ingredienti giusti

I succhi sono diventati sempre più popolari poiché sempre più persone cercano di incorporare abitudini sane nella loro routine quotidiana. Che tu sia un esperto di spremitura o che tu abbia appena iniziato il tuo viaggio verso una salute migliore, comprendere gli elementi essenziali della spremitura è fondamentale per il successo. In questa guida completa esploreremo tutto ciò che devi sapere per iniziare con la spremitura, dalla scelta dello spremitore giusto alla scelta degli ingredienti migliori per una nutrizione e un sapore ottimali.

Comprendere i benefici dei succhi

Prima di approfondire gli aspetti pratici dei succhi, è importante comprendere la miriade di vantaggi che offre. I succhi ti consentono di consumare facilmente una varietà di frutta e verdura in forma concentrata, fornendo una potente dose di vitamine, minerali e antiossidanti. Estraendo il succo dai prodotti, puoi goderti una maggiore energia, una migliore digestione, una pelle più chiara e una migliore funzione immunitaria. Inoltre, i succhi possono essere un modo conveniente per aumentare l'assunzione di frutta e verdura, soprattutto per coloro che hanno difficoltà a soddisfare le porzioni giornaliere raccomandate.

Scegliere lo spremiagrumi giusto

Una delle prime decisioni che dovrai prendere quando inizi il tuo viaggio con la spremitura è selezionare lo spremitore giusto per le tue esigenze. Sono disponibili diversi tipi di spremiagrumi, ciascuno con caratteristiche e vantaggi unici. Gli spremiagrumi centrifughi sono famosi per la loro velocità ed efficienza, che li rendono ideali per i principianti e per chi ha poco tempo.

Gli spremitori masticatori, invece, funzionano a velocità inferiori e producono succhi con un contenuto nutritivo più elevato e una durata di conservazione più lunga. Gli spremiagrumi a doppia marcia offrono il massimo livello di estrazione del succo e sono adatti ai veri appassionati di spremitura. Considera fattori come il prezzo, la facilità d'uso e i requisiti di manutenzione quando scegli uno spremiagrumi che si allinea alle tue preferenze e al tuo stile di vita.

Esplorando gli ingredienti per i succhi
Dopo aver selezionato il tuo spremitore, è il momento di esplorare l'ampia gamma di ingredienti disponibili per la spremitura.

Frutta come mele, arance e frutti di bosco aggiungono dolcezza e sapore ai tuoi succhi, mentre verdure come spinaci, cavoli e cetrioli forniscono vitamine e minerali essenziali.

Sperimenta diverse combinazioni di frutta e verdura per trovare profili di sapore che soddisfino le tue papille gustative. Non aver paura di essere creativo e incorporare erbe, spezie e supercibi come zenzero, curcuma e semi di chia per ulteriori benefici per la salute. Ricordatevi di scegliere prodotti biologici quando possibile per ridurre al minimo l'esposizione a pesticidi e sostanze chimiche.

Suggerimenti per spremere con successo

Per garantire un'esperienza di spremitura di successo, ci sono alcuni suggerimenti da tenere a mente. Inizia lavando e preparando accuratamente frutta e verdura, rimuovendo eventuali gambi, semi o bucce dure.

Sperimenta diverse combinazioni di prodotti per trovare i tuoi gusti e profili nutrizionali preferiti.

Bevi immediatamente il tuo succo fresco per massimizzare il contenuto nutrizionale e prevenire l'ossidazione. Se non puoi consumare subito il succo, conservalo in un contenitore ermetico in frigorifero per un massimo di 24 ore. Infine, pulisci accuratamente lo spremiagrumi dopo ogni utilizzo per prevenire l'accumulo di batteri e mantenere prestazioni ottimali.

I succhi sono un modo semplice ma potente per aumentare la tua salute e vitalità, fornendo un mezzo conveniente per consumare un'ampia varietà di frutta e verdura. Scegliendo lo spremiagrumi e gli ingredienti giusti, puoi creare intrugli deliziosi e nutrienti che supportano il tuo benessere generale. Che tu stia cercando di avviare uno stile di vita sano o semplicemente di goderti il gusto rinfrescante del succo fresco, gli elementi essenziali per la spremitura ti guideranno nel tuo viaggio verso una salute e una vitalità vibranti.

## Tecniche di spremitura e consigli per la massima ritenzione dei nutrienti

I succhi sono diventati un modo popolare di consumare una varietà di frutta e verdura, assicurandoti di ottenere una buona dose di vitamine, minerali e antiossidanti in una forma facilmente digeribile. La tecnica della spremitura prevede l'estrazione del contenuto liquido da frutta e verdura fresca, lasciando dietro di sé la polpa. Sebbene i succhi possano essere un'aggiunta benefica alla tua dieta, il metodo di estrazione e la manipolazione degli ingredienti svolgono un ruolo cruciale nel risultato nutrizionale del succo. Questa nota copre le tecniche essenziali di spremitura e i suggerimenti progettati per massimizzare la ritenzione dei nutrienti.

- Capire la spremitura

1. Tipi di spremiagrumi:

- Spremiagrumi centrifughi: questi spremitori sminuzzano gli ingredienti con un disco che gira rapidamente per estrarre il succo. Sebbene siano rapidi ed economici, tendono a generare calore ed esporre gli ingredienti all'aria, il che può ridurre i livelli di nutrienti.

- Spremiagrumi masticatori (spremitura a freddo): funzionano a velocità più basse e schiacciano frutta e verdura contro uno schermo, riducendo al minimo il calore e l'ossidazione. Questo metodo preserva più enzimi e sostanze nutritive.

- Spremiagrumi trituratori: utilizzano due ingranaggi per frantumare e pressare i prodotti a velocità ancora più basse rispetto agli spremitori masticatori, offrendo la massima resa e ritenzione di nutrienti.

- Spremiagrumi a pressa idraulica: estraggono il succo premendo la polpa di frutta o verdura ad alta pressione, producendo succhi della massima qualità in termini di densità di nutrienti e resa.

- Massimizzare la ritenzione di nutrienti

2. Manipolazione e preparazione degli ingredienti:

- La freschezza è importante: utilizza prodotti freschi e biologici per evitare pesticidi e sostanze chimiche. Frutta e verdura fresca conservano più nutrienti.

- Conservazione corretta: conservare i prodotti in un luogo fresco e buio o in condizioni refrigerate per rallentare la degradazione dei nutrienti.

- Preparazione pre-spremitura: lavare accuratamente tutti i prodotti. Il peeling dovrebbe essere evitato ove possibile, poiché nella buccia si trovano molte sostanze nutritive e fibre.

3. Tecniche di spremitura:

- Spremitura lenta: se possibile, utilizzare uno spremitore lento. La velocità più lenta riduce l'esposizione al calore e all'aria, preservando gli enzimi e prevenendo l'ossidazione.

- Spremitura a impulsi o costante: la pulsazione a volte può aiutare a ridurre l'accumulo di temperatura durante la spremitura.

4. Tempi di spremitura:

- Consumo immediato: bere il succo immediatamente dopo la preparazione per beneficiare del massimo contenuto di nutrienti. Ritardare il consumo può portare alla perdita di nutrienti attraverso l'ossidazione.

5. Combinazioni di succhi:

- Ingredienti bilanciati: la combinazione di una varietà di frutta e verdura può aiutare a bilanciare i nutrienti e migliorarne l'assorbimento. Ad esempio, l'aggiunta di un frutto ricco di vitamina C come l'arancia ai succhi di verdura a foglia verde può migliorare l'assorbimento del ferro dalle verdure.

- Aggiunta di grassi: incorporare una piccola quantità di grassi sani, come olio di semi di lino o una fetta di avocado, può aumentare la biodisponibilità delle vitamine liposolubili.

- altre considerazioni

6. Temperatura e conservazione:
- Mantienilo fresco: spremere sempre il succo a temperature fresche, se possibile, e conservare l'eventuale succo avanzato in contenitori ermetici riempiti fino all'orlo per ridurre al minimo l'esposizione all'aria, in frigorifero per un massimo di 24 ore.

7. Pulizia dello spremiagrumi:

- Pulizia immediata: pulisci lo spremiagrumi immediatamente dopo l'uso per evitare che la polpa e i residui si secchino, rendendo più difficile la pulizia e potrebbero ospitare batteri.

8. Succhi densi di nutrienti:

- Verdure a foglia: incorpora verdure a foglia verde come spinaci, cavoli e bietole, che sono ricche di vitamine A, C e K, nonché minerali come ferro e calcio.

- Erbe e spezie: l'aggiunta di ingredienti come prezzemolo, coriandolo, curcuma o zenzero può aumentare il contenuto di antiossidanti e il profilo aromatico dei tuoi succhi.

I succhi, se eseguiti correttamente, possono essere un modo fantastico per integrare la dieta con nutrienti di alta qualità. Scegliendo il giusto tipo di spremitore, gestendo correttamente gli ingredienti e consumando il succo immediatamente, puoi assicurarti di ricevere i massimi benefici per la salute dai tuoi sforzi di spremitura. Ricorda, sebbene i succhi siano utili, dovrebbero integrare una dieta equilibrata ricca di cibi integrali per garantire un apporto adeguato di fibre alimentari e altri nutrienti essenziali.

## Incorpora i succhi nella tua routine quotidiana

I succhi sono una tendenza salutare popolare che prevede l'estrazione dei liquidi nutrienti da frutta e verdura fresca. Può essere un modo potente per aumentare l'assunzione di vitamine, minerali e antiossidanti e, se incorporato attentamente nella tua routine quotidiana, può supportare una serie di benefici per la salute. Che tu stia cercando di aumentare la tua energia, migliorare la digestione o semplicemente aumentare l'apporto giornaliero di nutrienti, comprendere gli elementi essenziali dei succhi può aiutarti a iniziare con il piede giusto.

Perché il succo?
La spremitura consente di consumare una quantità ottimale di verdure in modo efficiente. Alcuni scoprono che possono raggiungere più facilmente il loro obiettivo giornaliero di verdure bevendole invece di mangiarle intere. I succhi possono anche aiutare il corpo ad assorbire meglio i nutrienti poiché scompongono frutta e verdura, aggirando quello che a volte può essere un sistema digestivo gravato. Inoltre, le spremute possono essere un modo divertente e gustoso per sperimentare sapori e scoprire nuovi modi di gustare i prodotti freschi.

Scegliere lo spremiagrumi giusto
Esistono diversi tipi di spremiagrumi sul mercato, inclusi gli spremiagrumi

centrifughi, masticatori e trituratori, ognuno con i propri pro e contro. Gli spremitori centrifughi sono popolari per la loro velocità e convenienza, ma possono essere rumorosi e meno efficienti nell'estrarre il succo dalle verdure a foglia verde o dall'erba di grano. Gli spremitori masticatori funzionano a una velocità più lenta, il che aiuta a preservare i nutrienti e gli enzimi e possono gestire una più ampia varietà di verdure, comprese verdure ed erbe aromatiche. Gli spremiagrumi trituratori sono i più efficienti e anche i più costosi, ideali per coloro che prendono molto sul serio la spremitura.

Capire cosa spremere
È possibile spremere quasi tutti i frutti e le verdure, ma alcuni apportano più benefici di altri. Le verdure a foglia verde come spinaci, cavoli e bietole sono ricche di clorofilla e vitamine chiave che vengono facilmente assorbite sotto forma di succo. Carote, barbabietole, mele e cetrioli sono ottimi anche per la spremitura, poiché forniscono

nutrienti essenziali e rappresentano un'introduzione gradevole per i nuovi arrivati nella spremitura. Tuttavia, è importante notare che il succo di frutta dovrebbe essere consumato con moderazione a causa del suo alto contenuto di zucchero.

Incorpora i succhi nella tua routine
Inizia la giornata con un bicchiere di succo come rituale mattutino per idratarti ed energizzarti dopo ore di digiuno notturno. Questo può anche prevenire la tentazione di consumare bevande eccessivamente zuccherate a colazione. In alternativa, bere un succo prima di un pasto può fungere da ottimo aperitivo, aiutandoti a sentirti più sazio e riducendo così l'apporto calorico complessivo.

Combinazioni di succhi
Sperimenta diverse combinazioni per massimizzare i benefici per la salute. Ad esempio, una miscela di succhi di zenzero,

limone e barbabietola rossa può essere un potente disintossicante, mentre cetriolo, mela e spinaci possono fungere da corroborante energetico. Comprendere le proprietà di ciascun ingrediente può aiutarti ad adattare i tuoi succhi alle tue esigenze di salute.

Sicurezza e conservazione
È meglio consumare il succo fresco subito dopo la spremitura poiché può perdere rapidamente il suo valore nutritivo. Se conservi il succo, conservalo in un contenitore ermeticamente chiuso e consumalo entro 24 ore per ridurre al minimo la perdita di nutrienti. Lavare e, se necessario, sbucciare sempre frutta e verdura per rimuovere pesticidi e contaminanti prima di spremerla.

Bilanciare i succhi con cibi integrali
Sebbene i succhi possano essere una preziosa aggiunta alla tua dieta, non dovrebbero sostituire i cibi integrali,

soprattutto perché i succhi sono privi di fibre, che sono fondamentali per una sana digestione. Assicurati che la tua dieta rimanga varia ed equilibrata, includendo frutta e verdura intera, cereali, proteine e grassi.

I succhi offrono un'eccellente strada per aumentare l'assunzione di nutrienti e possono essere una parte deliziosa del tuo regime di salute quotidiano. Comprendendo come selezionare uno spremitore, quali prodotti scegliere e come preparare e conservare il succo in modo sicuro, potrai godere di tutti i benefici che la spremitura ha da offrire mantenendo una dieta equilibrata. Che tu sia un esperto di spremiagrumi o che tu abbia appena iniziato, la chiave è divertirsi e godersi i sapori vibranti che la natura offre.

# Capitolo 3: Succhi potenziati per la libido

Ingredienti afrodisiaci: una guida su frutta, verdura ed erbe che stimolano la libido

Succhi Potenziati per la Libido: Ingredienti Afrodisiaci è una guida completa progettata per aiutare le persone ad aumentare la propria libido attraverso il potere dei succhi naturali. Questa guida si tuffa nel mondo della frutta, della verdura e delle erbe afrodisiache, spiegando i loro benefici e come possono essere utilizzati per creare bevande potenti che migliorano la libido. Il libro non è solo una raccolta di ricette ma anche una risorsa educativa su come migliorare la salute sessuale e la vitalità generale attraverso la dieta.

- Concetti chiave spiegati:

1. Comprendere la libido:

Il libro inizia con un'esplorazione di cos'è la libido e di come viene influenzata da vari fattori tra cui gli ormoni, lo stress, il sonno e la salute generale. Pone le basi per comprendere perché alcuni alimenti hanno un impatto sul desiderio e sulle prestazioni sessuali.

2. Il ruolo della nutrizione nella salute sessuale:
Esiste una discussione dettagliata su come la nutrizione svolga un ruolo fondamentale nella salute sessuale. Copre il modo in cui i nutrienti influenzano l'equilibrio ormonale, il flusso sanguigno e i livelli di energia, tutti elementi cruciali per una libido sana.

- Sguardo dettagliato agli ingredienti afrodisiaci:

3. Frutta:
- Anguria: ricca di citrullina, che aiuta ad aumentare il flusso sanguigno agli organi sessuali.

- Avocado: ricco di potassio e vitamina E, che migliora l'energia e la resistenza.
- Banane: ricche di potassio e vitamine del gruppo B, essenziali per la produzione di ormoni.
- Fichi: celebri per la loro forma e consistenza, i fichi sono ricchi di aminoacidi che possono aumentare la libido.

4. Verdure:
- Sedano: contiene androstenone e androstenolo, feromoni che possono aumentare l'eccitazione sessuale.
- Spinaci: ricchi di magnesio, che può aiutare a dilatare i vasi sanguigni per un migliore flusso sanguigno.
- Barbabietole: note per la loro capacità di aumentare la produzione di ossido nitrico e migliorare la circolazione.

5. Erbe:
- Ginseng: una potente radice nota per migliorare la funzione erettile e il desiderio sessuale.

- Maca: spesso definito Viagra peruviano, aiuta a bilanciare gli ormoni e ad aumentare la resistenza.
- Ginkgo Biloba: migliora la circolazione e si pensa che migliori la funzione sessuale stimolando il flusso sanguigno.

- Ricette e combinazioni di succhi:

6. Ricette di succhi:
Il libro fornisce una varietà di ricette che combinano questi ingredienti afrodisiaci in succhi deliziosi e potenti. Ogni ricetta include istruzioni dettagliate e informazioni nutrizionali, che spiegano come ciascun ingrediente contribuisce ad aumentare la libido.

7. Come incorporare questi succhi nella tua routine quotidiana:
Consigli pratici per integrare questi succhi nei pasti quotidiani, sia come tonico mattutino, come energizzante pomeridiano o come intimo preludio della serata.

- Considerazioni sulla salute:

8. Sicurezza e allergie:
Vengono discusse importanti precauzioni e potenziali effetti collaterali relativi a ingredienti specifici. Il libro consiglia di consultare un operatore sanitario prima di iniziare qualsiasi nuova dieta, soprattutto per chi ha patologie preesistenti o che sta assumendo farmaci.

9. Bilanciare i succhi che aumentano la libido con uno stile di vita sano:
Sottolinea che mentre questi succhi possono aiutare la salute sessuale, sono più efficaci se usati insieme a una dieta equilibrata, esercizio fisico regolare e sonno adeguato.

Succhi Potenziati per la Libido: Ingredienti Afrodisiaci mira non solo a migliorare la vitalità sessuale attraverso alimenti specifici, ma anche a incoraggiare un approccio olistico alla salute e al benessere. È una guida essenziale per chiunque desideri aumentare in modo naturale la propria libido e migliorare la propria salute sessuale attraverso il potere dei succhi.

Ricette per succhi energizzanti

Oggi, mantenere livelli di energia e una libido sana può spesso sembrare una sfida. La dieta gioca un ruolo cruciale nel potenziare entrambi, e incorporare succhi specifici e ricchi di nutrienti nella tua routine quotidiana può essere un modo potente per aumentare la tua vitalità e salute sessuale. Questa guida esplora varie ricette di succhi energizzanti specificamente progettati per migliorare la libido e il benessere generale.

Il ruolo della nutrizione nella libido
La libido, o desiderio sessuale, può essere influenzata da una varietà di fattori, tra cui i livelli ormonali, lo stress, la qualità del sonno e la salute generale. I nutrienti svolgono un ruolo diretto in tutte queste aree. Ad esempio, alcune vitamine e minerali possono aumentare i livelli di testosterone ed estrogeni, migliorare il flusso sanguigno e migliorare l'umore, tutti fattori che possono aumentare la libido.

Nutrienti chiave per aumentare la libido
- Vitamina C: migliora la circolazione sanguigna e aumenta l'eccitazione. Si trova nelle arance, nelle fragole e nei kiwi.
- Zinco: aumenta la produzione di testosterone, essenziale per la libido sia maschile che femminile. Le fonti ricche includono spinaci, aglio e semi di zucca.
- Magnesio: riduce lo stress e l'ansia, aumentando così potenzialmente la libido. Disponibile in verdure a foglia verde come spinaci e bietole.

- Potassio: aiuta l'equilibrio ormonale e i livelli di energia. Banane e avocado sono ottime fonti.
- Antiossidanti: combattono lo stress ossidativo e supportano la salute vascolare, fondamentale per la funzione sessuale. Bacche, melograni e barbabietole sono scelte eccellenti.

Ricette di succhi potenziati
Ecco diverse ricette progettate per aumentare l'energia e la libido:

1. Desiderio tropicale
   - 1 tazza di ananas fresco
   - 1 arancia sbucciata
   - 1/2 banana
   - Radice di zenzero da 1/2 pollice
   - Opzionale: un pizzico di pepe di cayenna per un tocco in più

 Questo succo è ricco di vitamina C proveniente dall'arancia e dall'ananas, che migliora il flusso sanguigno e l'umore. Lo zenzero aggiunge un sapore piccante e stimola la circolazione.

2. Beatitudine alle bacche
  - 1 tazza di frutti di bosco misti (fragole, mirtilli, lamponi)
  - 1 piccola barbabietola, sbucciata e affettata
  - 1/2 mela per dolcezza

Le bacche e le barbabietole sono ricche di antiossidanti, supportano la salute vascolare e migliorano il flusso sanguigno, il che può aumentare la libido.

3. Elisir verde
  - 1 tazza di spinaci
  - 1 mela verde
  - 1/2 cetriolo
  - 1/2 limone sbucciato
  - Una manciata di menta

Questo succo verde è ricco di magnesio per ridurre lo stress e migliorare l'umore. Il gusto rinfrescante di menta e limone si aggiunge alle proprietà tonificanti del succo.

4. Alba speziata
   - 1 carota grande
   - 1/2 patata dolce, sbucciata
   - Radice di curcuma o zenzero da 1/2 pollice
   - 1/4 cucchiaino di cannella

Sia le carote che le patate dolci sono ricche di vitamina A e antiossidanti, vitali per la sintesi ormonale e il miglioramento della libido. La curcuma e la cannella aiutano a ridurre l'infiammazione e a migliorare la salute del cuore.

5. Frullato d'amore all'avocado
   - 1 avocado maturo
   - 1 banana
   - 1 tazza di acqua di cocco
   - 1 cucchiaio di miele o a piacere

L'avocado è ricco di potassio e grassi salutari per il cuore, essenziali per la produzione di ormoni e la libido. La banana aggiunge una consistenza cremosa e potassio extra.

Utilizzo e vantaggi
È preferibile consumare questi succhi freschi, preferibilmente al mattino o nel primo pomeriggio per massimizzarne gli effetti energizzanti. Il consumo regolare può portare a livelli di energia migliorati, una migliore circolazione, un umore migliore e un notevole aumento della libido.

Integrando questi succhi potenziati nella tua dieta quotidiana, non solo migliorerai la tua libido ma contribuirai anche alla tua salute generale. Queste bevande ricche di sostanze nutritive forniscono un modo naturale e delizioso per aumentare la salute sessuale e i livelli di energia.

Succhi per migliorare il flusso sanguigno e la circolazione

Quando si tratta di aumentare la libido e migliorare la salute sessuale, il ruolo della nutrizione non può essere sopravvalutato. I succhi potenziati, ricchi di nutrienti specifici, possono migliorare significativamente il flusso sanguigno e la circolazione, che sono cruciali per le prestazioni sessuali e la vitalità generale. In questa esplorazione dettagliata, approfondiremo come utilizzare determinati succhi per aumentare la libido concentrandoci sugli ingredienti chiave che stimolano il flusso sanguigno e migliorano la salute cardiovascolare.

- Ingredienti chiave per succhi che stimolano la libido

1. Barbabietole: le barbabietole sono ricche di nitrati, che il corpo converte in ossido nitrico. L'ossido nitrico aiuta a dilatare i vasi sanguigni, migliorando il flusso sanguigno in tutte le parti del corpo, compresa l'area genitale. Ciò può migliorare la funzione erettile e l'eccitazione sessuale generale.

2. Anguria: questo frutto contiene citrullina, un amminoacido che può aumentare i livelli di ossido nitrico nel corpo. Come le barbabietole, hanno l'effetto di rilassare i vasi sanguigni e aumentare il flusso sanguigno, il che può migliorare la resistenza e le prestazioni sessuali.

3. Melograno: gli studi hanno dimostrato che il succo di melograno può abbassare la pressione sanguigna e migliorare il flusso sanguigno. Il melograno è anche ricco di antiossidanti, che proteggono l'ossido nitrico nel corpo dalla distruzione dei radicali liberi.

4. Zenzero: lo zenzero è un altro potente stimolatore della circolazione. Funziona espandendo i vasi sanguigni e aumentando il calore corporeo, che a sua volta aiuta il sangue a fluire più liberamente, migliorando la sensazione e il piacere sessuale.

5. Aglio: sebbene non sia tradizionalmente utilizzato nei succhi, l'aglio può essere una potente aggiunta ad essi. L'aglio contiene allicina, che può migliorare il flusso sanguigno e aumentare la flessibilità dei vasi sanguigni. Piccole quantità possono essere spremute con altre verdure per mascherare il sapore forte.

6. Verdure a foglia: spinaci, cavoli e altre verdure a foglia sono ricchi di nitrati, proprio come le barbabietole. Sono anche ricchi di antiossidanti, vitamine e minerali che promuovono la salute generale e supportano la salute vascolare.

- Creare il tuo succo per migliorare la libido

Per preparare un succo potenziato in grado di migliorare la libido, prendi in considerazione una combinazione che includa molti degli ingredienti sopra elencati. Ad esempio, un succo potente potrebbe essere composto da barbabietola rossa, una fetta di anguria, una manciata di semi di melograno, un pezzetto di zenzero e una foglia verde come gli spinaci. Questa combinazione non solo migliora il flusso sanguigno, ma migliora anche la resistenza e può aiutare a mantenere i livelli di energia.

- Suggerimenti per la spremitura

- Usa ingredienti freschi: usa sempre frutta e verdura fresca per massimizzare i benefici nutrizionali e il sapore dei tuoi succhi.
- Prodotti biologici: scegli il biologico quando possibile per evitare pesticidi e

sostanze chimiche che possono influenzare l'equilibrio ormonale e la salute generale.

- Corretta idratazione: ricorda che l'idratazione è fondamentale per la salute vascolare generale, quindi includi ingredienti idratanti e bevi molta acqua durante il giorno.

- La coerenza è fondamentale: il consumo regolare di questi succhi può aiutare a mantenerne i benefici, quindi includili come parte della tua routine quotidiana.

- Considerazioni sulla salute

Sebbene questi succhi siano naturali e generalmente considerati sicuri, è importante consumarli come parte di una dieta equilibrata. Le persone con determinate condizioni mediche, come calcoli renali o malattia da reflusso gastroesofageo, dovrebbero prestare attenzione, in particolare con i succhi di barbabietola e agrumi. Consulta sempre un operatore sanitario se non sei sicuro di introdurre un nuovo elemento nella tua dieta, soprattutto se stai assumendo farmaci o soffri di una condizione di salute cronica.

I succhi potenziati sono un modo delizioso e naturale per aumentare la libido e migliorare la salute sessuale aumentando il flusso sanguigno e la circolazione. Incorporando questi succhi nella tua routine quotidiana, puoi godere del duplice beneficio di una maggiore vitalità sessuale e di un miglioramento del benessere generale. Che si tratti di un inizio rinfrescante della giornata o di un modo dolce per concludere i pasti, questi succhi potrebbero essere la spinta di cui il tuo corpo ha bisogno per dare il meglio di sé, sia dentro che fuori dalla camera da letto.

# Capitolo 4: Succhi per l'equilibrio ormonale

## Comprendere le influenze ormonali sulla libido

L'equilibrio ormonale è fondamentale per mantenere la salute e il benessere generale, compresa la salute sessuale e la libido. Il sistema endocrino, che regola gli ormoni, influenza tutto, dall'umore e i livelli di energia alla funzione sessuale e alla libido. Gli squilibri ormonali possono provocare vari sintomi, comprese le fluttuazioni del desiderio sessuale. I succhi, come parte di una dieta equilibrata, possono essere un modo naturale ed efficace per sostenere l'equilibrio ormonale e potenzialmente aumentare la libido.

Comprendere gli ormoni e la libido

La libido, o desiderio sessuale, è in gran parte influenzata da ormoni come estrogeni, testosterone e progesterone. Nelle donne, gli estrogeni e il progesterone svolgono un ruolo significativo nella funzione sessuale, influenzando tutto, dal desiderio sessuale alla lubrificazione vaginale. Negli uomini, il testosterone è l'ormone chiave che influenza la libido. Uno squilibrio in uno qualsiasi di questi ormoni può portare a una diminuzione della libido e ad altri problemi di salute sessuale.

Il ruolo della nutrizione nell'equilibrio ormonale

La nutrizione gioca un ruolo fondamentale nel sostenere il sistema endocrino. Vitamine, minerali e antiossidanti presenti nella frutta e nella verdura aiutano a disintossicare il corpo e supportano la produzione e la regolazione degli ormoni. I succhi sono un modo eccellente per consumare una quantità concentrata di questi nutrienti, che possono aiutare a migliorare l'equilibrio ormonale generale.

Ingredienti efficaci per i succhi

1. Verdure crocifere - Broccoli, cavoli, cavolfiori e cavoletti di Bruxelles sono ricchi di indolo-3-carbinolo, che aiuta a disintossicare l'eccesso di estrogeni dal corpo. Ciò è particolarmente vantaggioso per le donne con dominanza di estrogeni, una condizione che può sopprimere la libido.

2. Agrumi – Ricchi di vitamina C, gli agrumi come arance, pompelmi e limoni aiutano a migliorare la funzione immunitaria generale e aiutano a ridurre i livelli di cortisolo. Il cortisolo elevato può avere un impatto negativo sugli ormoni sessuali.

3. Barbabietole - Ricche di boro minerale, che è associato alla produzione di ormoni sessuali. Le barbabietole aiutano anche ad

aumentare il flusso sanguigno, che può aumentare la libido.

4. Zenzero - Conosciuto per le sue proprietà antinfiammatorie, lo zenzero può migliorare la circolazione e migliorare il flusso sanguigno, importante per la funzione sessuale.

5. Melograno - Gli studi suggeriscono che il succo di melograno può aumentare i livelli di testosterone sia negli uomini che nelle donne, aumentando potenzialmente il desiderio sessuale e l'umore.

6. Verdure a foglia - Spinaci, bietole e altre verdure a foglia sono ricche di magnesio, un minerale che supporta la produzione di ormoni sessuali.

Ricette di succhi per l'equilibrio ormonale

1. Disintossicante verde
  - 2 tazze di cavolo riccio

- 1 tazza di spinaci
- 1/2 mela verde
- 1/2 limone sbucciato
- Pezzo di zenzero da 1 pollice

Questo succo aiuta a disintossicare il fegato, che è fondamentale per la regolazione degli ormoni.

2. Beatitudine della barbabietola
   - 1 barbabietola grande
   - 1 mela
   - 1 carota
   - Pezzo di zenzero da 1 pollice

Questa miscela non solo supporta la salute ormonale ma migliora anche la circolazione, aumentando la libido.

3. Esplosione di agrumi
   - 2 arance
   - 1/2 pompelmo
   - 1/2 limone

Questo succo ricco di vitamina C aiuta a ridurre i livelli di cortisolo e supporta l'equilibrio ormonale generale.

I succhi per l'equilibrio ormonale vanno ben oltre il semplice miglioramento della libido. Comprende un approccio olistico al nutrimento del corpo e al sostegno del sistema endocrino. Un regime di spremitura ben pianificato, combinato con una dieta equilibrata e uno stile di vita sano, può contribuire in modo significativo alla salute ormonale, influenzando positivamente la libido e la vitalità generale. Consulta sempre un medico prima di iniziare qualsiasi nuovo regime dietetico, soprattutto se hai problemi di salute di base o stai assumendo farmaci.

Ingredienti e ricette per il bilanciamento degli ormoni

L'uso di succhi per l'equilibrio ormonale implica l'inclusione nella dieta di frutta, verdura ed erbe specifiche note per il loro potenziale di regolare i livelli ormonali. Questo approccio può essere particolarmente utile per affrontare gli squilibri ormonali che influenzano l'umore, il metabolismo, la fertilità e la salute generale. Qui esploriamo gli ingredienti chiave per il bilanciamento degli ormoni e forniamo ricette per integrarli in una dieta equilibrata.

Ingredienti per il bilanciamento ormonale:

1. Verdure crocifere:
   - Esempi: broccoli, cavolfiori, cavoli e cavoletti di Bruxelles.
   - Benefici: queste verdure contengono indolo-3-carbinolo, che viene convertito nel corpo in un composto noto come DIM (diindolilmetano). Il DIM aiuta a bilanciare i livelli di estrogeni e ha dimostrato di promuovere un sano equilibrio tra

metaboliti degli estrogeni buoni e potenzialmente dannosi.

2. Verdure a foglia verde:
   - Esempi: spinaci, bietole e cavoli.
   - Benefici: ricco di magnesio, che svolge un ruolo cruciale nella regolazione ormonale. Il magnesio può aiutare con i sintomi della sindrome premestruale e supportare la funzione tiroidea.

3. Bacche:
   - Esempi: mirtilli, fragole e lamponi.
   - Benefici: alto contenuto di antiossidanti, che proteggono le cellule dai danni, comprese le cellule che producono ormoni. Aiutano anche a ridurre l'infiammazione e possono aiutare a gestire gli sbalzi d'umore guidati dagli ormoni.

4. Agrumi:
   - Esempi: limoni, arance e pompelmi.
   - Benefici: sono ricchi di vitamina C, essenziale per la funzione della ghiandola

surrenale. Le ghiandole surrenali svolgono un ruolo significativo nella produzione di ormoni, compresi gli ormoni dello stress cortisolo e adrenalina.

5. Avocado:
   - Benefici: ricco di beta-sitosterolo, che può aiutare a bilanciare il cortisolo, l'ormone dello stress. Gli avocado sono anche ricchi di grassi monoinsaturi, fondamentali per la produzione degli ormoni riproduttivi.

6. Semi:
   - Esempi: semi di lino, semi di chia e semi di zucca.
   - Benefici: i semi di lino sono particolarmente noti per i loro lignani, che possono aiutare a bilanciare i livelli di estrogeni. I semi di zucca sono ricchi di zinco, vitale per la produzione di testosterone e progesterone.

7. Barbabietole:

- Benefici: alto contenuto di nitrati che migliorano il flusso sanguigno e possono aiutare a ridurre la pressione sanguigna. Le barbabietole contengono anche betaina, che supporta la funzionalità epatica e aiuta il corpo a eliminare gli ormoni in eccesso.

8. Erbe:
   - Esempi: maca, ashwagandha e curcuma.
   - Benefici: la radice di maca è nota per la sua capacità di migliorare la fertilità e bilanciare i livelli ormonali. Ashwagandha supporta la funzione tiroidea e aiuta a regolare i livelli di cortisolo. La curcuma, con il suo principio attivo curcumina, ha potenti proprietà antinfiammatorie e può aiutare nell'equilibrio ormonale.

Ricette di succhi per l'equilibrio ormonale:

1. Succo disintossicante verde:
   - Ingredienti: 1 tazza di cavolo riccio, ½ tazza di spinaci, 1 mela verde, ½ cetriolo, 1 gambo di sedano, succo di ½ limone.

- Benefici: disintossica il corpo e sostiene la salute del fegato, essenziale per l'equilibrio ormonale.

2. Potenziamento degli agrumi di bacche:
   - Ingredienti: 1 tazza di frutti di bosco, 1 arancia, ½ pompelmo, 1 carota.
   - Benefici: aumenta l'apporto di antiossidanti e supporta la salute delle ghiandole surrenali.

3. Succo antinfiammatorio:
   - Ingredienti: ½ barbabietola, radice di curcuma 1 pollice, radice di zenzero 1 pollice, 1 carota, 1 mela.
   - Benefici: riduce l'infiammazione e supporta la disintossicazione del fegato.

4. Succo di semi:
   - Ingredienti: 1 mela, 1 pera, 1 cucchiaio di semi di lino macinati, 1 cucchiaio di semi di chia, succo di 1 limone.
   - Benefici: bilancia gli estrogeni e promuove la salute dell'apparato digerente.

Quando si utilizzano i succhi come strumento per l'equilibrio ormonale, è importante mantenere una dieta equilibrata e consultare gli operatori sanitari, soprattutto per chi ha problemi alla tiroide o altri disturbi ormonali. I succhi possono essere un potente complemento ai cambiamenti dello stile di vita, ai farmaci e ad altri aggiustamenti dietetici volti a raggiungere l'equilibrio ormonale.

## Gestire i livelli di stress e cortisolo attraverso i succhi

I succhi per l'equilibrio ormonale, in particolare nella gestione dello stress e dei livelli di cortisolo, offrono un approccio naturale e olistico per migliorare la salute e il benessere generale. Quando i nostri ormoni sono fuori equilibrio, in particolare gli ormoni dello stress come il cortisolo, possono portare a vari problemi di salute, tra cui affaticamento, aumento di peso e disturbi dell'umore. I succhi possono svolgere un ruolo cruciale nell'aiutare a regolare questi ormoni fornendo al corpo una fonte concentrata di nutrienti che supportano la salute ormonale.

## Comprendere il cortisolo e i suoi effetti

Il cortisolo, spesso indicato come l'ormone dello stress, è prodotto dalle ghiandole surrenali in risposta allo stress e alla bassa concentrazione di glucosio nel sangue. Sebbene il cortisolo sia vitale per varie funzioni corporee, tra cui la regolazione del metabolismo e la risposta immunitaria, livelli cronici elevati di cortisolo possono portare a diversi problemi di salute. Questi includono immunità soppressa, ipertensione, glicemia alta, resistenza all'insulina, desiderio di carboidrati, sindrome metabolica e aumento del grasso addominale.

- Nutrienti chiave e loro ruoli

Numerosi nutrienti sono particolarmente importanti per la gestione dei livelli di cortisolo e il miglioramento dell'equilibrio ormonale:

1. Vitamina C - Presente in alti livelli negli agrumi, nei peperoni e nelle verdure a foglia scura, è stato dimostrato che la vitamina C aiuta a ridurre i livelli di cortisolo e a migliorare la risposta del corpo allo stress.

2. Magnesio – Spesso definito minerale rilassante, il magnesio si trova negli spinaci, nelle bietole e nei semi di zucca. Aiuta a calmare il sistema nervoso ed è essenziale

per centinaia di reazioni biochimiche nel corpo, comprese quelle che aiutano a regolare i livelli di cortisolo.

3. Vitamine del gruppo B: sono fondamentali per la produzione di energia e il corretto funzionamento del sistema nervoso. Le vitamine del gruppo B possono aiutare a migliorare l'umore e ridurre lo stress, portando ad abbassare i livelli di cortisolo. Buone fonti includono verdure a foglia verde, barbabietole e avocado.

4. Acidi grassi Omega-3 - Sebbene non siano tipicamente presenti nei succhi, aggiungere una spruzzata di olio di semi di lino o semi di chia al succo può fornire omega-3, noti per ridurre l'infiammazione e aiutare a gestire i livelli di stress.

5. Antiossidanti - Frutta e verdura come mirtilli, mele e carote sono ricche di antiossidanti, che combattono lo stress

ossidativo, un sottoprodotto di alti livelli di cortisolo.

- Ricette di succhi efficaci per l'equilibrio ormonale

1. Bontà verde: spinaci, cavoli, cetrioli, mela verde, sedano e limone. Questo succo è ricco di magnesio, vitamina C e vitamine del gruppo B.

2. Citrus Bliss - Arance, pompelmo, limone e un pizzico di menta. Questo mix rinfrescante aumenta la vitamina C per aiutare a regolare i livelli di cortisolo.

3. Berry Boost - Mirtilli, fragole, lamponi e una piccola barbabietola. Le bacche e le barbabietole sono ricche di antiossidanti e nitrati naturali, che migliorano il flusso sanguigno e riducono lo stress.

4. Calma tropicale: ananas, mango e acqua di cocco. L'ananas contiene bromelina, un

enzima che può aiutare a migliorare la digestione e ridurre l'infiammazione.

- Suggerimenti per la spremitura

- Utilizzare sempre prodotti freschi e biologici per ridurre al minimo l'esposizione ai pesticidi.
- Bevi il succo a stomaco vuoto per massimizzare l'assorbimento dei nutrienti.
- Evitare di aggiungere troppa frutta per evitare un'assunzione eccessiva di zuccheri.
- Bevi immediatamente il succo appena fatto per beneficiare dell'intero contenuto di nutrienti.

Incorporare i succhi nella tua routine quotidiana può essere un modo efficace per supportare l'equilibrio ormonale e gestire lo stress e i livelli di cortisolo. Selezionando gli ingredienti giusti, puoi sfruttare il potere curativo naturale di frutta e verdura per migliorare la tua salute e la resistenza allo stress. Ricorda, sebbene i succhi possano essere un'aggiunta benefica a una dieta equilibrata, dovrebbero essere parte di un approccio globale alla salute che include altri fattori legati allo stile di vita come l'esercizio fisico regolare, un sonno adeguato e tecniche di gestione dello stress.

# Capitolo 5: Sostenere la salute sessuale in modo naturale

Succhi disintossicanti per un corpo e una mente sani

Mantenere una salute sessuale ottimale è essenziale per il benessere generale. Tuttavia, molti individui possono avere problemi legati alla salute sessuale a causa di fattori quali cattiva alimentazione, stile di vita sedentario, stress e tossine ambientali. Fortunatamente, esistono modi naturali per sostenere la salute sessuale e un metodo efficace è il consumo di succhi disintossicanti.

Sostenere la salute sessuale in modo naturale: succhi disintossicanti per un corpo e una mente sani esplora l'intersezione tra nutrizione, disintossicazione e benessere sessuale. In questa guida completa, i lettori scopriranno come incorporare succhi freschi e ricchi di nutrienti nella loro routine quotidiana può aiutare a purificare il corpo, aumentare la vitalità e migliorare la funzione sessuale.

Approfondisce problemi comuni che possono avere un impatto sulla funzione sessuale, come squilibri ormonali, infiammazioni e stress ossidativo e spiega come i succhi disintossicanti possono aiutare ad affrontare questi fattori sottostanti.

Ogni capitolo esplora un aspetto diverso della salute sessuale e offre deliziose ricette di succhi appositamente progettate per colpire quelle aree. Dalle miscele per il bilanciamento degli ormoni alle miscele ricche di antiossidanti, i lettori troveranno una varietà di ricette su misura per supportare la libido, la resistenza, la fertilità e la vitalità sessuale in generale.

Inoltre, il libro va oltre le semplici ricette fornendo informazioni approfondite sui benefici nutrizionali di ciascun ingrediente utilizzato nei succhi. I lettori apprenderanno le vitamine, i minerali, gli antiossidanti e i fitonutrienti specifici presenti nella frutta, nella verdura e nelle erbe che contribuiscono alla salute e al benessere sessuale.

Inoltre, il libro sottolinea l'importanza della salute olistica discutendo i fattori dello stile di vita che possono avere un impatto sulla funzione sessuale, come l'esercizio fisico, la gestione dello stress e un sonno adeguato. Offre consigli pratici e strategie per incorporare queste pratiche nella vita quotidiana per promuovere una vita sessuale equilibrata e appagante.

Sostenere la salute sessuale Naturalmente affronta anche idee sbagliate e miti comuni riguardanti la salute sessuale e la disintossicazione, fornendo informazioni basate sull'evidenza per consentire ai lettori di fare scelte informate sulla propria salute.

Nel complesso, questo libro costituisce una risorsa completa per chiunque desideri ottimizzare la propria salute sessuale in modo naturale. Che tu stia lottando con specifici problemi di salute sessuale o desideri semplicemente migliorare il tuo benessere generale, i succhi disintossicanti e le strategie di stile di vita delineate in questa guida offrono un approccio olistico per sostenere la vitalità sessuale e ottenere un corpo e una mente sani.

Abbracciando il potere degli ingredienti curativi della natura e adottando un approccio olistico al benessere, i lettori possono intraprendere un viaggio verso una migliore salute sessuale, vitalità e appagamento. Sostenere la salute sessuale Naturalmente non è solo un libro: è una tabella di marcia verso una vita più sana, più felice e più vivace.

Ricette per il supporto del sistema immunitario e il benessere generale

Mantenere una salute sessuale ottimale è essenziale in generalebenessere hTuttavia, con l'abbondanza di alimenti trasformati e di fattori di stress legati allo stile di vita, molte persone hanno difficoltà a dare priorità alla propria salute sessuale. Questa nota mira a fornire preziosi spunti e indicazioni su come sostenere la salute sessuale in modo naturale attraverso ricette salutari progettate per rafforzare il sistema immunitario e promuovere il benessere generale.

Comprendere l'importanza della salute sessuale va oltre l'intimità fisica; comprende il benessere emotivo, mentale e sociale. Sostenere la salute sessuale richiede un approccio olistico che affronti vari fattori, tra cui alimentazione, esercizio fisico, gestione dello stress e igiene del sonno.

Il ruolo della nutrizione nella salute sessuale:
La nutrizione svolge un ruolo cruciale nel sostenere la salute sessuale fornendo nutrienti essenziali che alimentano il corpo e promuovono l'equilibrio ormonale. Incorporare cibi ricchi di nutrienti nella tua dieta può aumentare la libido, migliorare la funzione sessuale e aumentare la vitalità generale. Le ricette incluse in questo libro sono realizzate con cura per sfruttare il potere degli ingredienti naturali noti per le loro proprietà afrodisiache e i benefici di potenziamento immunitario.

Ricette per il supporto del sistema immunitario:
Un sistema immunitario forte è vitale per mantenere la salute sessuale e il benessere generale. Le ricette di questo libro si

concentrano sull'integrazione di ingredienti che potenziano il sistema immunitario come frutta, verdura, erbe e spezie ricche di antiossidanti, vitamine e minerali. Dalle vivaci ciotole di frullato alle zuppe nutrienti e alle abbondanti insalate, ogni ricetta è progettata per supportare la funzione immunitaria e migliorare la vitalità.

Cibi afrodisiaci e loro benefici:
Alcuni alimenti sono venerati da secoli per le loro proprietà afrodisiache, ritenute in grado di aumentare il desiderio sessuale, l'eccitazione e le prestazioni. Questo libro esplora la scienza dietro questi alimenti afrodisiaci e il modo in cui possono avere un impatto positivo sulla salute sessuale. Dai decadenti dessert al cioccolato fondente agli stuzzicanti piatti di pesce e alle tisane aromatiche, ogni ricetta celebra i piaceri sensuali del cibo nutrendo il corpo e l'anima.

Gestione dello stress e salute sessuale:

Lo stress cronico può avere un impatto negativo sulla salute sessuale influenzando i livelli ormonali, la libido e la vitalità generale. Incorporare pratiche di riduzione dello stress come la meditazione, lo yoga e la consapevolezza può aiutare a promuovere il rilassamento e migliorare il benessere sessuale. Le ricette di questo libro sono integrate da consigli per gestire lo stress e favorire un senso di calma ed equilibrio nella vita quotidiana.

Sonno e salute sessuale:
Un sonno di qualità è essenziale per la salute sessuale e il benessere generale. Un sonno scarso può alterare l'equilibrio ormonale, ridurre la libido e compromettere la funzione sessuale. Questo libro fornisce ricette progettate per favorire un sonno ristoratore, incorporando ingredienti noti per le loro proprietà calmanti e che favoriscono il sonno. Dalle tisane rilassanti agli spuntini nutrienti prima di andare a

dormire, ogni ricetta mira a migliorare la qualità del sonno e ringiovanire il corpo.

Sostenere la salute sessuale in modo naturale è un viaggio che inizia con il nutrimento del corpo, della mente e dello spirito. Incorporando cibi ricchi di nutrienti, pratiche di riduzione dello stress e abitudini di sonno ristoratore nel tuo stile di vita, puoi migliorare la vitalità sessuale, potenziare la funzione immunitaria e coltivare il benessere generale. Le ricette e gli approfondimenti condivisi in questo libro hanno lo scopo di ispirarti e potenziarti nel tuo percorso verso una salute sessuale e una vitalità ottimali.

Succhi per migliorare la qualità del sonno e ripristinare la vitalità

Mantenere la salute e la vitalità sessuale in questi giorni è essenziale per il benessere generale e la qualità della vita. Tuttavia, molte persone lottano con problemi come la bassa libido, la disfunzione erettile e la ridotta soddisfazione sessuale, spesso a causa di fattori come stress, scarsa qualità del sonno e alimentazione inadeguata.

Questa nota mira a fornire preziosi spunti su come i rimedi naturali, in particolare i succhi di frutta e verdura fresca, possono sostenere la salute sessuale migliorando la qualità del sonno e ripristinando la vitalità. Sfruttando il potere della generosità della natura, gli individui possono migliorare la propria vitalità sessuale, ringiovanire il proprio corpo e provare maggiore soddisfazione nelle proprie relazioni intime.

Comprendere il legame tra qualità del sonno e salute sessuale

Un sonno di qualità è fondamentale per mantenere una salute e una funzione sessuale ottimali. Durante il sonno, il corpo è sottoposto a processi essenziali come la regolazione ormonale, la riparazione dei tessuti e il ringiovanimento, che contribuiscono al benessere generale, compresa la vitalità sessuale. Al contrario, una scarsa qualità del sonno può alterare l'equilibrio ormonale, aumentare i livelli di stress e diminuire la libido e le prestazioni sessuali.

Il ruolo della nutrizione nella salute sessuale

La nutrizione svolge un ruolo cruciale nel sostenere la salute sessuale fornendo al corpo nutrienti essenziali e antiossidanti che promuovono l'equilibrio ormonale, migliorano la circolazione e aumentano la vitalità generale. Frutta e verdura, in particolare, sono ricche fonti di vitamine, minerali e fitonutrienti che hanno dimostrato di apportare benefici alla funzione sessuale e alla libido.

Il potere dei succhi per la salute sessuale

I succhi offrono un modo conveniente ed efficace per incorporare una varietà di frutta e verdura ricche di nutrienti nella dieta, fornendo una potente spinta alla salute e alla vitalità sessuale. Estraendo i succhi naturali dai prodotti freschi, gli individui possono concentrare nutrienti e antiossidanti essenziali in una forma deliziosa e facilmente digeribile, promuovendo una salute ottimale dall'interno.

Ingredienti chiave per succhi per la salute sessuale

Diversi frutti e verdure sono rinomati per le loro proprietà afrodisiache e la capacità di sostenere la salute sessuale. Ingredienti come anguria, melograno, barbabietola, spinaci e zenzero sono ricchi di vitamine, minerali e composti bioattivi che favoriscono il flusso sanguigno, migliorano la resistenza e aumentano la libido.

Ricette per succhi per la salute sessuale

- *Elisir di melograno della passione*: una miscela allettante di semi freschi di melograno, anguria e zenzero, questo succo è ricco di antiossidanti e sostanze nutritive che favoriscono il flusso sanguigno e aumentano la libido.

- *Vitality Beet Booster*: ricco di nitrati e ferro, questo succo combina barbabietole, carote e spinaci per sostenere la circolazione, aumentare i livelli di energia e migliorare la resistenza sessuale.

- *Sensual Green Goddess*: un mix rivitalizzante di cavolo riccio, cetriolo, sedano e mela verde, questo succo fornisce una potente dose di vitamine e minerali che promuovono l'equilibrio ormonale e la vitalità generale.

Incorpora i succhi per la salute sessuale nella tua routine

Aggiungere succhi per la salute sessuale alla tua routine quotidiana è semplice e facile. Gustateli come bevanda rinfrescante al mattino, come spuntino a mezzogiorno o come preludio ai momenti intimi con il vostro partner. Sperimenta diverse combinazioni di frutta e verdura per trovare i sapori e gli ingredienti che risuonano con te.

Abbracciando rimedi naturali come i succhi per la salute sessuale, le persone possono adottare misure proattive per migliorare la qualità del sonno, ripristinare la vitalità e aumentare la soddisfazione sessuale. Con il potere della generosità della natura a portata di mano, possono nutrire i loro corpi, ringiovanire le loro menti e coltivare una connessione più profonda con il loro sé sessuale. Lascia che questi succhi siano un'aggiunta deliziosa e tonificante al tuo viaggio verso la salute sessuale e la vitalità ottimali.

# Capitolo 6: Consigli sullo stile di vita per un benessere sessuale ottimale

Esercizio e movimento: migliorare la tua libido in modo naturale

Il benessere sessuale è parte integrante della salute e della felicità generale e incorporare esercizio fisico e movimento regolari nel tuo stile di vita può svolgere un ruolo significativo nel migliorare la tua libido e la soddisfazione sessuale in modo naturale. In questa nota esploreremo l'importanza dell'esercizio fisico e del movimento per il benessere sessuale, oltre a fornire consigli pratici per incorporare l'attività fisica nella routine quotidiana.

Comprendere la connessione tra esercizio fisico e libido

Incorpora l'esercizio fisico nella tua routine

1. Stabilisci obiettivi realistici: inizia impostando obiettivi di fitness realizzabili in base al tuo attuale livello di forma fisica e stile di vita. Aumenta gradualmente l'intensità e la durata dei tuoi allenamenti man mano che la tua resistenza e forza migliorano.

2. Trova le attività che ti piacciono: sperimenta diversi tipi di esercizi per trovare attività che ti piacciono veramente. Che si tratti di ballare, fare escursioni o praticare uno sport, incorporare attività divertenti e piacevoli nella tua routine può far sì che l'esercizio fisico sembri meno un compito ingrato e più un'esperienza gratificante.

3. Rendilo sociale: l'esercizio con un partner o un amico può rendere gli allenamenti più divertenti e motivarti a rimanere coerente. Considera l'idea di unirti a una squadra

sportiva, a un corso di fitness o a un gruppo di esercizi per entrare in contatto con altri che condividono i tuoi interessi.

4. Pianifica sessioni di allenamento regolari: tratta l'esercizio fisico come una parte essenziale della tua routine di cura di te stesso programmando sessioni di allenamento regolari nel tuo calendario. Obiettivo per almeno 150 minuti di attività aerobica di intensità moderata o 75 minuti di attività di intensità vigorosa a settimana, insieme ad esercizi di rafforzamento muscolare in due o più giorni.

5. Sii consapevole del tuo corpo: ascolta i segnali del tuo corpo ed evita sforzi eccessivi o sforzi eccessivi, soprattutto se sei nuovo all'esercizio fisico o se ti stai riprendendo da un infortunio. Presta attenzione a come i diversi tipi di esercizio fisico influenzano i tuoi livelli di energia e il tuo umore e adatta la tua routine di conseguenza.

Incorporare esercizio fisico e movimento regolari nel tuo stile di vita è un modo efficace per aumentare la tua libido, migliorare la funzione sessuale e promuovere il benessere sessuale generale. Dando priorità all'attività fisica e rendendola parte integrante della tua routine, puoi godere dei numerosi benefici che l'esercizio ha da offrire sia per il tuo benessere fisico che per quello emotivo. Ricorda che ogni passo che fai per migliorare la tua forma fisica è un passo verso una vita sessuale più sana e appagante.

Tecniche di gestione dello stress per una mente e un corpo sani

Il benessere sessuale è un aspetto integrante del benessere generale, che comprende la salute fisica, mentale ed emotiva. Nel mondo frenetico di oggi, lo stress è diventato un fattore comune che può avere un impatto significativo sulla salute e sulla soddisfazione sessuale. Questa nota mira a fornire consigli completi sullo stile di vita e tecniche di gestione dello stress per promuovere un benessere sessuale ottimale e sostenere una mente e un corpo sani.

Comprendere lo stress e il benessere sessuale

Lo stress è una risposta naturale a varie sfide della vita, ma lo stress cronico può avere effetti dannosi sulla salute sessuale. Livelli elevati di stress possono portare, tra gli altri problemi, a una diminuzione della libido, a disfunzione erettile e a difficoltà a raggiungere l'orgasmo. Inoltre, lo stress può avere un impatto negativo sulle relazioni, sulla comunicazione e sull'intimità tra i partner.

Suggerimenti sullo stile di vita per promuovere il benessere sessuale

1. Dare priorità alla cura di sé: impegnarsi in pratiche regolari di cura di sé come un sonno adeguato, una dieta nutriente, esercizio fisico regolare e tecniche di rilassamento. Prendersi cura della propria salute fisica e mentale è essenziale per il benessere generale, compresa la salute sessuale.

2. Gestisci lo stress in modo efficace: identifica le fonti di stress nella tua vita e sviluppa strategie per gestirle in modo efficace. Ciò può includere la pratica della meditazione consapevole, esercizi di respirazione profonda, rilassamento muscolare progressivo o yoga. Trova attività che ti aiutino a rilassarti e distenderti,

promuovendo uno stato mentale calmo e pacifico.

3. Mantenere uno stile di vita sano: l'adozione di uno stile di vita sano può avere un impatto positivo sul benessere sessuale. Limitare il consumo di alcol, evitare il fumo e praticare sesso sicuro per ridurre il rischio di infezioni trasmesse sessualmente. Segui una dieta equilibrata ricca di frutta, verdura, proteine magre e cereali integrali per sostenere la salute e la vitalità generale.

4. Comunica apertamente con il tuo partner: una comunicazione efficace è la chiave per una relazione sessuale sana e soddisfacente. Discuti i tuoi desideri, preoccupazioni e limiti con il tuo partner in modo aperto e onesto. La comprensione e il rispetto reciproci sono essenziali per favorire l'intimità e la connessione in una relazione.

5. Esplora la sensualità e l'intimità: concentrati sul miglioramento della

sensualità e dell'intimità con il tuo partner attraverso attività non sessuali come coccole, baci e conversazioni intime. Costruire vicinanza e connessione emotiva può approfondire l'intimità e rafforzare il legame tra i partner.

6. Cerca aiuto professionale quando necessario: se lo stress o altri fattori hanno un impatto significativo sul tuo benessere sessuale, non esitare a chiedere supporto a un operatore sanitario o a un professionista della salute mentale. Possono offrire guida, supporto e risorse per affrontare i problemi di fondo e migliorare la salute sessuale.

Il benessere sessuale ottimale è ottenibile attraverso una combinazione di fattori legati allo stile di vita, tecniche di gestione dello stress e comunicazione aperta con il proprio partner. Dando priorità alla cura di sé, gestendo lo stress in modo efficace e favorendo l'intimità e la connessione, gli individui possono promuovere una mente e un corpo sani, portando a una maggiore soddisfazione sessuale e al benessere generale. Ricorda che il benessere sessuale è una componente essenziale di una vita appagante ed equilibrata, meritevole di attenzione, cura e nutrimento.

## L'importanza della comunicazione e dell'intimità nelle relazioni

Mantenere il benessere sessuale è fondamentale per il benessere generale e la soddisfazione relazionale. Questa nota funge da guida completa ai consigli sullo stile di vita volti a promuovere una salute sessuale ottimale, con particolare attenzione alla promozione della comunicazione e dell'intimità all'interno delle relazioni.

Il benessere sessuale comprende gli aspetti fisici, emotivi, mentali e sociali della sessualità. Implica avere un sentimento positivo nei confronti del proprio corpo, avere esperienze sessuali soddisfacenti e promuovere relazioni sane basate sulla fiducia e sul rispetto. Raggiungere il benessere sessuale richiede un approccio olistico che affronti sia i fattori individuali che relazionali.

Il ruolo della comunicazione

Una comunicazione efficace è la pietra angolare di una sana relazione sessuale. Il dialogo aperto e onesto consente ai partner di esprimere i propri desideri, limiti e preoccupazioni, favorendo la comprensione e la fiducia reciproche. La comunicazione consente inoltre alle coppie di esplorare nuove esperienze sessuali, negoziare il consenso e affrontare insieme le sfide.

Suggerimenti per migliorare la comunicazione:

1. Crea uno spazio sicuro: crea un ambiente in cui entrambi i partner si sentano a proprio agio nel discutere argomenti sessuali senza timore di giudizi o critiche.
2. Pratica l'ascolto attivo: ascolta attentamente i bisogni e i desideri del tuo partner, convalidando i suoi sentimenti e le sue esperienze.
3. Sii onesto e trasparente: condividi apertamente i tuoi pensieri, sentimenti e preoccupazioni, promuovendo la trasparenza e l'autenticità nella relazione.
4. Usa affermazioni in prima persona: comunica utilizzando affermazioni in prima persona per esprimere i tuoi sentimenti e le tue esperienze senza incolpare o accusare il tuo partner.
5. Cerca un aiuto professionale: se le barriere comunicative persistono, valuta la possibilità di chiedere consiglio a un

terapista o un consulente specializzato in salute e relazioni sessuali.

Il potere dell'intimità

L'intimità va oltre l'attrazione fisica e l'attività sessuale; implica vicinanza emotiva, vulnerabilità e connessione tra i partner. Coltivare l'intimità rafforza il legame tra le coppie, migliorando la soddisfazione relazionale e l'appagamento sessuale. Le relazioni intime sono caratterizzate da fiducia, empatia e sostegno reciproco, favorendo un senso di sicurezza e appartenenza.

Suggerimenti per favorire l'intimità:

1. Dai priorità al tempo di qualità insieme: dedica tempo per connetterti con il tuo partner attraverso attività condivise, conversazioni significative e gesti affettuosi.
2. Esprimere gratitudine e apprezzamento: riconoscere e celebrare i punti di forza, gli

sforzi e i contributi del proprio partner alla relazione, promuovendo un senso di ammirazione e rispetto reciproci.

3. Praticare l'affetto fisico: impegnarsi in un contatto non sessuale, come coccole, tenersi per mano e abbracciarsi, per promuovere sentimenti di vicinanza e connessione.

4. Abbraccia la vulnerabilità: condividi i tuoi pensieri, paure e sogni più intimi con il tuo partner, permettendogli di vedere il tuo sé autentico e viceversa.

5. Esplora interessi condivisi: scopri nuovi hobby, interessi ed esperienze insieme, approfondendo la tua connessione e creando ricordi duraturi.

Dando priorità alla comunicazione e all'intimità nelle loro relazioni, gli individui possono migliorare il proprio benessere sessuale e la soddisfazione generale della relazione. Attraverso il dialogo aperto, il rispetto reciproco e la connessione emotiva, le coppie possono affrontare le sfide, celebrare i successi e coltivare insieme esperienze sessuali appaganti e soddisfacenti. Ricorda che il benessere sessuale è un viaggio continuo che richiede impegno, impegno e dedizione da entrambi i partner.

# Capitolo 7: Integrazione dei succhi con la medicina tradizionale

Esplorando l'intersezione tra rimedi naturali e medicina moderna

Nel corso degli anni, c'è stata una rinascita di interesse per gli approcci olistici alla salute e al benessere, con molte persone alla ricerca di rimedi naturali per integrare i trattamenti medici tradizionali. Uno di questi approcci che ha guadagnato popolarità è la spremitura, il processo di estrazione di succhi ricchi di nutrienti da frutta e verdura per creare bevande deliziose e nutrienti.

Questa nota approfondisce l'intersezione tra i succhi e la medicina tradizionale, esplorando come questi due approcci possano essere integrati per promuovere la salute e il benessere generale.

Comprendendo i benefici dei succhi e le loro potenziali sinergie con la medicina moderna, le persone possono prendere decisioni informate sulla propria salute ed esplorare nuove strade per la guarigione e la cura di sé.

I vantaggi della spremitura:
I succhi offrono un modo conveniente e delizioso per aumentare l'assunzione di frutta e verdura, che sono ricche di vitamine, minerali e antiossidanti essenziali. Questi nutrienti svolgono un ruolo cruciale nel supportare i naturali processi di disintossicazione del corpo, nel potenziare il sistema immunitario e nel promuovere la salute e la vitalità generale.

Inoltre, i succhi possono aiutare le persone a mantenere un peso sano, migliorare la digestione e aumentare i livelli di energia. Consumando regolarmente succhi freschi e ricchi di nutrienti, le persone possono sperimentare miglioramenti nella pelle, nei capelli e nell'aspetto generale, nonché una maggiore lucidità mentale e concentrazione.

Integrazione con la Medicina Tradizionale: Sebbene i succhi non sostituiscano i trattamenti medici tradizionali, possono integrare le terapie esistenti e supportare la salute e il benessere generale. Molti frutti e verdure utilizzati nei succhi sono stati studiati per i loro potenziali benefici per la salute, inclusa la loro capacità di ridurre l'infiammazione, abbassare la pressione sanguigna e migliorare la salute cardiovascolare.

Incorporando succhi freschi nella loro dieta, gli individui possono fornire al proprio corpo i nutrienti essenziali necessari per una salute e una guarigione ottimali. I succhi possono anche essere utilizzati come parte di un approccio olistico alla gestione di condizioni croniche come il diabete, l'artrite e i disturbi autoimmuni, insieme ai trattamenti medici convenzionali.

Esplorare sinergie e considerazioni: Quando si integrano i succhi con la medicina tradizionale, è essenziale considerare le esigenze di salute individuali, le preferenze e qualsiasi condizione medica esistente. Consultarsi con un professionista sanitario o un nutrizionista può aiutare le persone a sviluppare piani di spremitura personalizzati in linea con i loro obiettivi di salute generali e i piani di trattamento medico.

Inoltre, è importante riconoscere che, sebbene i succhi possano offrire numerosi benefici per la salute, non sono adatti a tutti. Alcuni individui potrebbero dover limitare l'assunzione di determinati frutti e verdure a causa di allergie, sensibilità o condizioni mediche specifiche. La moderazione e la varietà sono fondamentali quando si incorporano i succhi in una dieta equilibrata.

L'integrazione dei succhi con la medicina tradizionale offre un'interessante opportunità per esplorare le sinergie tra i rimedi naturali e le moderne pratiche sanitarie. Incorporando succhi freschi e ricchi di nutrienti nella loro dieta, le persone possono sostenere la loro salute e il loro benessere generale integrando al tempo stesso i trattamenti medici tradizionali.

In definitiva, la chiave sta nel trovare un equilibrio che funzioni per ciascun individuo, tenendo conto delle sue esigenze di salute, preferenze e fattori di stile di vita unici. Sia che vengano utilizzati come rituale di benessere quotidiano o come parte di un piano di trattamento completo, i succhi hanno il potenziale per migliorare la salute, la vitalità e la longevità di coloro che ne apprezzano i benefici.

Collaborare con operatori sanitari per il benessere sessuale olistico

Nel corso degli anni, il concetto di benessere sessuale olistico ha guadagnato terreno poiché le persone cercano approcci globali per affrontare i problemi di salute sessuale che vanno oltre i semplici trattamenti medici. L'integrazione dei succhi con la medicina tradizionale offre una strada promettente per migliorare il benessere sessuale, poiché combina i benefici dei succhi ricchi di nutrienti con interventi medici basati sull'evidenza. Questa nota esplora le sinergie tra i succhi e la medicina tradizionale, sottolineando l'importanza della collaborazione con gli operatori sanitari per risultati ottimali.

- Benefici dei succhi per il benessere sessuale

- Assorbimento dei nutrienti: i succhi consentono l'assunzione concentrata di vitamine, minerali e antiossidanti essenziali che supportano la salute sessuale, tra cui vitamina C, zinco, magnesio e acido folico.

- Idratazione: una corretta idratazione è essenziale per una funzione sessuale ottimale, poiché aiuta a mantenere il flusso sanguigno e la lubrificazione. I succhi possono contribuire all'idratazione fornendo allo stesso tempo nutrienti aggiuntivi benefici per il benessere sessuale.

- Disintossicazione: alcuni frutti e verdure contengono proprietà disintossicanti che supportano la funzionalità epatica e l'equilibrio ormonale, che possono avere un impatto positivo sulla salute sessuale.

- Alcalinità: i succhi preparati con alimenti ricchi di alcalinità, come verdure a foglia verde e cetrioli, possono aiutare a bilanciare i livelli di pH del corpo, creando un ambiente favorevole alla vitalità sessuale.

Collaborazione con gli operatori sanitari

Sebbene i succhi possano offrire preziosi benefici per il benessere sessuale, è essenziale integrare questo approccio con la medicina tradizionale sotto la guida degli operatori sanitari. La collaborazione con professionisti medici, inclusi medici di base, ginecologi, urologi e nutrizionisti, garantisce un approccio completo e basato sull'evidenza alla salute sessuale.

- Considerazioni chiave per la collaborazione

- Anamnesi medica: gli operatori sanitari possono valutare le storie mediche individuali, comprese le condizioni di salute di base, i farmaci e le allergie, per personalizzare le raccomandazioni sui succhi e garantire la compatibilità con i trattamenti tradizionali.

- Esigenze nutrizionali: nutrizionisti o dietisti possono fornire indicazioni personalizzate su ricette di succhi e modifiche dietetiche per affrontare specifiche carenze nutrizionali o obiettivi di salute legati al benessere sessuale.

- Monitoraggio e valutazione: il monitoraggio regolare degli indicatori di salute sessuale, come la libido, la funzione erettile, i livelli ormonali e il benessere generale, consente agli operatori sanitari di monitorare i progressi e adattare i piani di trattamento secondo necessità.

- Educazione e supporto: gli operatori sanitari svolgono un ruolo cruciale nell'educare i pazienti sui benefici e sui limiti dei succhi per il benessere sessuale, oltre ad affrontare eventuali preoccupazioni o idee sbagliate. Possono anche offrire supporto emotivo e incoraggiamento durante il viaggio verso una migliore salute sessuale.

L'integrazione dei succhi con la medicina tradizionale offre un approccio olistico al benessere sessuale che affronta gli aspetti fisici, emotivi e nutrizionali della salute sessuale. Collaborando con gli operatori sanitari, le persone possono sfruttare le sinergie tra succhi e trattamenti convenzionali per raggiungere un benessere sessuale ottimale e migliorare la qualità generale della vita.

Suggerimenti per un'integrazione sicura ed efficace dei succhi con i farmaci

I succhi hanno guadagnato popolarità come metodo per migliorare la salute e il benessere, offrendo un modo conveniente per consumare una varietà di frutta e verdura in forma concentrata. Tuttavia, quando si tratta di integrare i succhi con la medicina tradizionale, in particolare con i farmaci, è essenziale procedere con cautela per garantire sicurezza ed efficacia. Questa nota fornisce preziosi suggerimenti e considerazioni per le persone che desiderano incorporare i succhi nella propria routine di benessere durante l'assunzione di farmaci.

Comprendere le nozioni di base

Prima di approfondire l'integrazione dei succhi con i farmaci, è fondamentale avere una solida conoscenza sia dei succhi che della medicina tradizionale. La spremitura prevede l'estrazione di liquidi da frutta e verdura, in genere utilizzando uno spremitore, per creare bevande ricche di sostanze nutritive. La medicina tradizionale comprende una vasta gamma di pratiche, compresi i farmaci prescritti dagli operatori sanitari per trattare varie condizioni di salute.

Consultazione con il fornitore di servizi sanitari

Uno dei passaggi più importanti nell'integrazione dei succhi con i farmaci è consultare un operatore sanitario. Gli operatori sanitari, come medici o farmacisti, possono fornire indicazioni personalizzate basate sulla storia medica di un individuo, sullo stato di salute attuale e sul regime terapeutico specifico. Possono offrire approfondimenti sulle potenziali interazioni tra determinati frutti, verdure o integratori comunemente usati nei succhi e nei farmaci prescritti.

Consapevolezza delle potenziali interazioni

Alcuni frutti e verdure comunemente utilizzati nei succhi possono interagire con farmaci specifici, influenzandone l'assorbimento, il metabolismo o l'efficacia. Ad esempio, è noto che il succo di pompelmo interagisce con un'ampia gamma di farmaci, tra cui le statine, alcuni farmaci per la pressione sanguigna e gli immunosoppressori. Altri tipi di frutta e verdura, come cavoli, spinaci e broccoli, contengono composti che possono interferire con il metabolismo di alcuni farmaci.

Considerazioni sulla tempistica

La tempistica dei succhi e dell'assunzione dei farmaci è un altro aspetto cruciale da considerare. Potrebbe essere necessario assumere alcuni farmaci a stomaco vuoto, mentre altri dovrebbero essere assunti con il cibo per ridurre al minimo gli effetti collaterali o migliorarne l'assorbimento. Gli individui dovrebbero consultare il proprio medico per determinare il momento migliore per consumare il succo in relazione al proprio programma terapeutico.

## Monitoraggio degli effetti avversi

Quando si integrano i succhi con i farmaci, è essenziale monitorare eventuali effetti avversi o cambiamenti nello stato di salute. Gli individui dovrebbero prestare attenzione a sintomi come nausea, vertigini, cambiamenti nella pressione sanguigna o nei livelli di zucchero nel sangue o qualsiasi altra reazione insolita che può verificarsi dopo aver consumato succo insieme ai farmaci. Qualsiasi sintomo preoccupante deve essere immediatamente segnalato a un operatore sanitario per un'ulteriore valutazione.

## Approccio personalizzato

È importante riconoscere che l'integrazione dei succhi con i farmaci non è un approccio valido per tutti. Fattori come obiettivi di salute individuali, condizioni mediche, regimi terapeutici e preferenze dietetiche dovrebbero essere tutti presi in considerazione quando si sviluppa un piano personalizzato per i succhi insieme alla medicina tradizionale. Lavorare a stretto contatto con un operatore sanitario può aiutare le persone a personalizzare le loro pratiche di spremitura per integrare il loro piano di benessere generale in modo sicuro ed efficace.

Integrare i succhi con la medicina tradizionale può essere una componente preziosa di un approccio olistico alla salute e al benessere. Seguendo i suggerimenti delineati in questa nota, gli individui possono affrontare il processo di integrazione con sicurezza, assicurandosi che i succhi migliorino, anziché interferire, il loro regime terapeutico. Con un'attenta considerazione e la guida degli operatori sanitari, le persone possono raccogliere i benefici dei succhi gestendo in modo efficace le proprie condizioni di salute.

# Conclusione

Abbracciare un te stesso più sano e vibrante: considerazioni finali sui succhi per la salute sessuale

Nell'esplorazione dell'integrazione dei succhi con la medicina tradizionale per migliorare la salute sessuale, è fondamentale riconoscere la natura olistica del benessere. La salute sessuale non riguarda solo la funzione fisica; comprende anche aspetti emotivi, mentali e relazionali. I succhi possono svolgere un ruolo significativo nel sostenere la salute generale, che a sua volta può avere un impatto positivo sulla vitalità e sulla soddisfazione sessuale.

Nutrendo il corpo con succhi ricchi di nutrienti, gli individui possono supportare la circolazione, l'equilibrio ormonale e i livelli di energia, tutti elementi cruciali per una funzione sessuale ottimale. Inoltre, l'abbondanza di vitamine, minerali e antiossidanti presenti nella frutta e nella verdura fresca può promuovere la salute cardiovascolare, ridurre l'infiammazione e supportare i naturali processi di disintossicazione del corpo, i quali contribuiscono a migliorare il benessere sessuale.

È essenziale avvicinarsi ai succhi per la salute sessuale come parte di una strategia di stile di vita globale che includa esercizio fisico regolare, gestione dello stress, sonno adeguato e relazioni sane. I succhi possono integrare questi fattori legati allo stile di vita fornendo un modo conveniente e divertente per aumentare l'assunzione di nutrienti essenziali che supportano la vitalità sessuale.

Inoltre, è essenziale consultare gli operatori sanitari, inclusi naturopati, nutrizionisti e professionisti olistici, per garantire che i succhi siano in linea con gli obiettivi e le esigenze di salute individuali. L'integrazione dei succhi con la medicina tradizionale può offrire un approccio sinergico alla salute e al benessere, sfruttando il potere della scienza moderna e dell'antica saggezza per promuovere vitalità e longevità.

I succhi per la salute sessuale non sono una soluzione rapida o una soluzione autonoma, ma piuttosto uno strumento prezioso nel viaggio verso il benessere olistico. Abbracciando i succhi come parte di uno stile di vita equilibrato e attento alla salute, gli individui possono sbloccare il loro pieno potenziale di vitalità, piacere e appagamento in tutti gli ambiti della vita.

Risorse per ulteriori esplorazioni

- Libri:
- La Bibbia dei succhi di Pat Crocker

- Succhi per la salute: 81 ricette di succhi e 76 ingredienti comprovati per migliorare la salute e la vitalità da Mendocino Press
- La guida completa alla spremitura, rivista e aggiornata: tutto quello che devi sapere per ottenere il massimo dal tuo spremitore di John Chatham

- Siti web:
- Juicing for Health (juicing-for-health.com)
- Riavvia con Joe (rebootwithjoe.com)
- L'esperto di succhi (thejuicingexpert.com)

- Comunità on-line:
- Gruppo Facebook Juicing for Health
- Comunità di Reddit Juicing (reddit.com/r/juicing)

- Podcast:
- Il podcast sui succhi
- Il podcast sulla salute definitivo

- Documentari:

- Grasso, malato e quasi morto (2010) - Diretto da Joe Cross
- Super spremumi! (2014) – Diretto da Jason Vale

- Organizzazioni professionali:
- Società Internazionale di Medicina Sessuale (issm.info)
- Associazione americana di educatori, consulenti e terapisti della sessualità (aasect.org)
- Medicina Integrativa per la Salute Mentale (immh.org)

Queste risorse offrono preziose informazioni, ispirazione e supporto per coloro che sono interessati a esplorare i succhi per la salute sessuale e il benessere generale. Ricorda di affrontare qualsiasi cambiamento nella dieta o nello stile di vita con consapevolezza e considerazione per le esigenze di salute individuali e di consultare sempre operatori sanitari qualificati per indicazioni e consigli personalizzati.

# Appendice: Indice delle ricette

# Guida di riferimento rapido alle ricette di succhi che stimolano la libido

Benvenuto nella guida di riferimento rapido alle ricette di succhi che stimolano la libido! In questa guida completa scoprirai una varietà di ricette di succhi deliziose e nutrienti progettate per aumentare la tua libido e migliorare la tua vitalità sessuale. Che tu stia cercando di ravvivare la tua vita amorosa o semplicemente di aumentare il tuo benessere generale, queste ricette offrono un modo naturale e divertente per sostenere la tua salute sessuale.

Ogni ricetta di questa guida è realizzata con cura utilizzando una combinazione di frutta, verdura e altri ingredienti noti per le loro proprietà di miglioramento della libido. Dalle rinfrescanti miscele di agrumi alle miscele ricche e decadenti, c'è qualcosa per tutti i gusti. Inoltre, con istruzioni facili da seguire e suggerimenti utili, preparerai succhi che aumentano la libido in pochissimo tempo.

Ma prima di immergerci nelle ricette, diamo uno sguardo più da vicino agli ingredienti presenti in questi succhi e a come possono aiutare a sostenere una libido sana:

1. Frutta: frutta come fragole, anguria e fichi sono ricchi di vitamine, minerali e antiossidanti che possono aiutare a migliorare il flusso sanguigno e migliorare la funzione sessuale.

2. Verdure: le verdure a foglia verde come spinaci e cavoli sono ricche di sostanze nutritive che supportano la salute e la vitalità generale, tra cui magnesio e acido folico, che sono importanti per la salute sessuale.

3. Erbe e spezie: ingredienti come lo zenzero, la cannella e il ginseng sono stati a lungo utilizzati nella medicina tradizionale

per aumentare la libido e migliorare le prestazioni sessuali.

4. Noci e semi: mandorle, noci e semi di zucca sono ottime fonti di acidi grassi essenziali e zinco, importanti per la produzione ormonale e la salute sessuale.

Ora, senza ulteriori indugi, esploriamo alcune allettanti ricette di succhi che sicuramente faranno sfrigolare la tua libido:

1. Passion Punch: questa miscela tonificante combina anguria, fragole e menta per una rinfrescante esplosione di sapore perfetta per una calda giornata estiva.

2. Agrumi sensuali: arance, pompelmi e un pizzico di zenzero si uniscono in questa miscela piccante che sicuramente risveglierà i tuoi sensi e rivitalizzerà la tua libido.

3. Elisir esotico: trasportati in un paradiso tropicale con questa miscela esotica di

ananas, mango e acqua di cocco, infusa con un tocco di curcuma per aggiungere spezie.

4. Pozione d'amore: concediti i sapori decadenti del cioccolato e delle ciliegie con questo frullato ricco e cremoso che è tanto delizioso quanto stimolante della libido.

5. Potenziatore di vitalità: inizia la giornata con questa miscela energizzante di spinaci, cavoli e banane, ricca di sostanze nutritive per alimentare il tuo corpo e migliorare la tua vitalità sessuale.

Ricorda, la chiave per ottenere i benefici di questi succhi che stimolano la libido è la coerenza. Incorporarli nella tua routine quotidiana insieme a una dieta equilibrata e un esercizio fisico regolare può aiutarti a sostenere la tua salute sessuale e il tuo benessere generale nel tempo.

# Ricette di succhi per aumentare la libido

1. Pozione della passione: ananas, mango, zenzero e lime

2. Berry Bliss: mirtilli, lamponi, fragole e barbabietola rossa

3. Scorza di agrumi: arance, pompelmi e limoni

4. Potere del melograno: melograno, ciliegie e mela

5. Spezie allo zenzero: carote, mele e zenzero fresco

6. Meraviglia dell'anguria: anguria, cetriolo e menta

7. Tentazione tropicale: papaia, kiwi e ananas

8. Dea verde: spinaci, cavoli, mela e limone

9. Potenziamento della barbabietola: barbabietole, carote e arance

10. Magia del mango: acqua di mango, banana e cocco

11. Avocado Dream: avocado, ananas e spinaci

12. Agrumi piccanti: arance, pompelmi, zenzero e pepe di cayenna

13. Fascino alla carota: carote, arance e zenzero

14. Dispositivo di raffreddamento del cetriolo: cetriolo, sedano, mela e menta

15. Delizia al limone e lime: limone, lime, melone e menta

16. Melone Medley: melone, melone e anguria

17. Blueberry Blast: mirtilli, banana e latte di mandorle

18. Cherry Cheer: ciliegie, spinaci e ananas

19. Piacere alla pesca: pesche, mango e acqua di cocco

20. Ambrosia di mele: mele, uva e cannella

21. Kiwi Kiss: kiwi, ananas e spinaci

22. Paradiso dell'ananas: ananas, acqua di cocco e menta

23. Brezza di bacche di basilico: fragole, mirtilli, basilico e lime

24. Sorpresa di spinaci: spinaci, pera, uva e limone

25. Bagliore di pompelmo: pompelmi, arance e fragole

26. Tonico alla curcuma: carote, arance, curcuma e zenzero

27. Minty Marvel: mele, cetrioli, menta e limone

28. Dea Guava: Guava, Mango e Papaya

29. Pera appassionata: pere, fragole e kiwi

30. Sensazione di cannella: mele, cannella e miele

31. Elisir al limone e zenzero: limoni, zenzero, miele e acqua

32. Raspberry Rapture: lamponi, fragole e more

33. Crush di mele e carote: carote, mele e sedano

34. Mango Mint Madness: mango, menta, acqua di cocco e lime

35. Kale Kick: cavolo riccio, ananas e arancia

36. Berry Basil Blast: mirtilli, fragole, basilico e acqua di cocco

37. Orange Carrot Splash: arance, carote e zenzero

38. Piacere di ananas e papaya: ananas, papaya e mango

Queste deliziose e nutrienti ricette di succhi sono ricche di ingredienti che stimolano la libido per aiutarti a ravvivare la tua vita amorosa e rivitalizzare i tuoi livelli di energia. Godetevi questi intrugli rinfrescanti come parte di uno stile di vita sano e

raccogliete i benefici di una maggiore
vitalità e benessere sessuale.

Allora perché aspettare? Inizia oggi stesso
ad esplorare queste deliziose ricette di
succhi e fai il primo passo verso il recupero
della tua vitalità sessuale e il miglioramento
della tua vita amorosa.

Saluti 🥂 a un te più sano e più felice!